专家与您面对面

# 绝经期综合征

主编/许兰芬　江荷叶　江　莉

U0307046

中国医药科技出版社

## 图书在版编目（CIP）数据

绝经期综合征 / 许兰芬，江荷叶，江莉主编 . —北京：中国医药科技出版社，2016.1

（专家与您面对面）

ISBN 978-7-5067-7458-1

Ⅰ. ①绝…　Ⅱ. ①许…　②江…　③江…　Ⅲ. ①绝经期综合征 – 防治
Ⅳ. ① R711.51

中国版本图书馆 CIP 数据核字（2015）第 094028 号

**专家与您面对面——绝经期综合征**

美术编辑　陈君杞

版式设计　大隐设计

出版　中国医药科技出版社

地址　北京市海淀区文慧园北路甲 22 号

邮编　100082

电话　发行：010-62227427　邮购：010-62236938

网址　www.cmstp.com

规格　880 × 1230mm $^1/_{32}$

印张　$3\,^3/_4$

字数　58 千字

版次　2016 年 1 月第 1 版

印次　2016 年 1 月第 1 次印刷

印刷　北京九天众诚印刷有限公司

经销　全国各地新华书店

书号　ISBN 978-7-5067-7458-1

定价　19.80 元

本社图书如存在印装质量问题请与本社联系调换

## 内容提要

绝经期综合征怎么防？怎么治？本书从"未病先防，既病防变"的理念出发，分别从基础知识、发病信号、鉴别诊断、综合治疗、康复调养和预防保健六个方面进行介绍，告诉您关于绝经期综合征您需要知道的有多少，您能做的有哪些。

阅读本书，让您在全面了解绝经期综合征的基础上，能正确应对绝经期综合征的"防"与"治"。本书适合绝经期综合征患者及家属阅读参考，凡患者或家属可能存在的疑问，都能找到解答，带着问题找答案，犹如专家与您面对面。

# 专家与您面对面

## 丛书编委会（按姓氏笔画排序）

---

| | | | | | | |
|---|---|---|---|---|---|---|
| 王　策 | 王建国 | 王海云 | 尤　蔚 | 牛　菲 | 牛胜德 | 牛换香 |
| 尹彩霞 | 申淑芳 | 史慧栋 | 付　涛 | 付丽珠 | 白秀萍 | 吕晓红 |
| 刘　凯 | 刘　颖 | 刘月梅 | 刘宇欣 | 刘红旗 | 刘彦才 | 刘艳清 |
| 刘德清 | 齐国海 | 江　莉 | 江荷叶 | 许兰芬 | 李书军 | 李贞福 |
| 张凤兰 | 张晓慧 | 周　萃 | 赵瑞清 | 段江曼 | 高福生 | 程　石 |
| 谢素萍 | 熊　露 | 魏保生 | | | | |

---

# 前言

"健康是福"已经是人尽皆知的道理。有了健康，才有事业，才有未来，才有幸福；失去健康，就失去一切。那么什么是健康？健康包含三个方面的内容，身体好，没有疾病，即生理健康；心理平衡，始终保持良好的心理状态，即心理健康；个人和社会相协调，即社会适应能力强。健康不应以治病为本，因为治病花钱受罪，事倍功半，是下策。健康应以养生预防为本，省钱省力，事半功倍，乃是上策。

然而，污染的空气、恶化的水源、生活的压力等等，来自现实社会对健康的威胁却越来越令人担忧。没病之前，不知道如何保养，一旦患病，又不知道如何就医。基于这种现状，我们从"未病先防，既病防变"的理念出发，邀请众多医学专家编写了这套丛书。丛书本着一切为了健康的目标，遵循科学性、权威性、实用性、普及性的原则，简明扼要地介绍了100种疾病。旨在提高全民族的健康与身体素质，消除医学知识的不对等，把健康知识送到每一个家庭，帮助大家实现身心健康的理想。本套丛书的章节结构如下。

第一章 疾病扫盲——若想健康身体好，基础知识须知道；

第二章 发病信号——疾病总会露马脚，练就慧眼早明了；

第三章 诊断须知——确诊病症下对药，必要检查不可少；

第四章 治疗疾病——合理用药很重要，综合治疗效果好；

第五章 康复调养——三分治疗七分养，自我保健恢复早；

第六章 预防保健——运动饮食习惯好，远离疾病活到老。

　　按照以上结构，作者根据在临床工作中的实践体会，和就诊时患者经常提出的一些问题，对100种常见疾病做了系统的介绍，内容丰富，深入浅出，通俗易懂。通过阅读，能使读者在自己的努力下，进行自我保健，以增强体质，减少疾病；一旦患病，以利尽早发现，及时治疗，早日康复，将疾病带来的损害降至最低限度。一书在手，犹如请了一位与您面对面交谈的专家，可以随时为您答疑解惑。丛书不仅适合患者阅读，也适用于健康人群预防保健参考所需。限于水平与时间，不足之处在所难免，望广大读者批评、指正。

编者

2015 年 10 月

# 目录

## 第3章 诊断须知
——确诊病症下对药，必要检查不可少

## 第4章 治疗疾病
——合理用药很重要，综合治疗效果好

第5章　**康复调养**
　　——三分治疗七分养，自我保健恢复早

第6章　**预防保健**
　　——运动饮食习惯好，远离疾病活到老

第1章

# 疾病扫盲

## 若想健康身体好，基础知识须知道

# 女性外生殖器是如何构成的

女性生殖系统分为外生殖器和内生殖器。女性外生殖器又称外阴，指生殖器官的外露部分，包括两股内侧从耻骨联合到会阴之间的组织。

（1）阴阜。耻骨联合前方的皮肤隆起，皮下富有脂肪。青春期该部皮肤开始生长阴毛，分布呈尖端向下的三角形。阴毛的密度和色泽存在种族和个体差异。

（2）大阴唇。邻近两股内侧的一对纵长隆起的皮肤皱襞，起自阴阜，止于会阴。两侧大阴唇前端为子宫圆韧带终点，后端在会阴体前相融合，分别形成阴唇的前、后联合。大阴唇外侧面与皮肤相同，内有皮脂腺和汗腺，青春期长出阴毛；其内侧面皮肤湿润似黏膜。大阴唇皮下脂肪层含有丰富的血管、淋巴管和神经，受伤后易出血形成血肿。两侧大阴唇，未婚妇女自然合拢；经产妇由于受分娩的影响向两侧分开；绝经后由于激素水平低呈萎缩状，阴毛稀少。

（3）小阴唇。位于大阴唇内侧的一对薄皱襞。表面湿润、色褐、无毛，富含神经末梢，故非常敏感。两侧小阴唇在前端相互融合，并分为前后两叶包绕阴蒂，前叶形成阴蒂包皮，后叶形成阴蒂系带。小阴唇后端与大阴唇后端相会合，在正中线形成阴唇系带。

（4）阴蒂。位于两小阴唇顶端的联合处，系与男性阴茎相似的海绵体组织，具有勃起性。它分为三部分，前端为阴蒂头，显露于外阴，富含神经末梢，极敏感；中为阴蒂体；后为两个阴蒂脚，附着于两侧耻骨支。

（5）阴道前庭。两侧小阴唇之间的菱形区。其前为阴蒂，后为阴唇系带。在此区域内，前方有尿道外口，后方有阴道口，阴道口与阴唇系带之间有一浅窝，呈舟状窝（又称阴道前庭窝），经产妇因受分娩影响，此窝不复见。在此区域内尚有以下各部分。

①前庭球。又称球海绵体，位于前庭两侧，由具有勃起性的静脉丛构成，其前部与阴蒂相接，后部与前庭大腺相邻，表面被球海绵体肌覆盖。

②前庭大腺。又称巴氏腺，位于大阴唇后部，被球海绵体肌覆盖，如黄豆大，左右各一。腺管细长（1～2cm），向内侧开口于前庭后方小阴唇与处女膜之间的沟内。性兴奋时分泌黏液起润滑作用。正常情况下不能触及此腺。若因腺管口闭塞，可形成囊肿或脓肿，则能看到或触及。

③尿道口。位于阴蒂头后下方的前庭前部，略呈圆形。其后壁上有一对并列腺体称为尿道旁腺，其分泌物有润滑尿道口作用。此腺常有细菌潜伏。

⑤阴道口及处女膜。阴道口位于尿道口后方的前庭后部。其周缘覆有一层较薄的黏膜，称为处女膜。膜的两面均为鳞状上皮所覆盖，其间含有结缔组织、血管与神经末梢，有一孔，多在中央，孔的形状、大小及膜的厚薄因人而异。处女膜可在初次性交或剧烈运动时破裂，分娩时进一步破裂，产后仅留有处女膜痕。

# 女性内生殖器是如何构成的

女性内生殖器包括阴道、子宫、输卵管及卵巢，后两者合称子宫附件。

（1）阴道。为性交器官，也是月经血排出及胎儿娩出的通道。位于真骨盆下部中央，呈上宽下窄的管道，前壁长 7～9cm，与膀胱和尿道相邻；后壁长 10～12cm，与直肠贴近。上端包绕宫颈，下端开口于阴道前庭后部。环绕宫颈周围的部分称阴道穹隆。按其位置分前、后、左、右 4 部分，其中后穹隆最深，与盆腔最低部位的直肠子宫陷凹紧密相邻，临床上可经此处穿刺或引流。

（2）子宫。子宫是有腔的肌性器官，呈前后略扁的倒置梨形，重约 50g，长 7～8cm，宽 4～5cm，厚 2~3cm，宫腔容量约 5ml。子宫上部较宽称宫体，其上端隆突部分称宫底，宫底两侧为宫角，与输卵管相通。子宫下部较窄呈圆柱状称宫颈。宫体与宫颈的比例因年龄而异，婴儿期为1：2，成年妇女为2：1，老人为1：1。

宫腔为上宽下窄的三角形，两侧通输卵管，尖端朝下通宫颈管。在宫体与宫颈之间形成最狭窄的部分称子宫峡部，在非孕期长约1cm，其上端因解剖上较狭窄，称解剖学内口；其下端因黏膜组织在此处由宫腔内膜转变为宫颈黏膜，称组织学内口。妊娠期子宫下部逐渐伸展变长，妊娠末期可达7～10cm，形成子宫下段。宫颈内腔呈梭形称宫颈管，成年妇女长2.5～3.0cm，其下端称宫颈外口。宫颈下端伸入阴道内的部分称宫颈阴道部；在阴道以上的部分称宫颈阴道上部。未产妇的宫颈外口呈圆形；已产妇的宫颈外口受分娩影响形成横裂，而分为前唇和后唇。

子宫位于盆腔中央，膀胱与直肠之间，下端接阴道，两侧有输卵管和卵巢。当膀胱空虚时，成人子宫的正常位置呈轻度前倾前屈位，主要靠子宫韧带及盆骨底肌和筋膜的支托作用。正常情况下宫颈下端处于坐骨棘水平稍上方，低于此水平即为子宫脱垂。

（3）输卵管。为精子与卵子相遇受精的场所，也是向宫腔运送受精卵的通道。为一对细长而弯曲的肌性管道，位于阔韧带的上缘内2/3部，内侧与宫角相连通，外端游离，与卵巢接近。全长8～14cm。根据输卵管的形态由内向外分为4部分。

①间质部或称壁内部。位于子宫壁内的部分，狭窄而短，长约1cm。

②峡部。在间质部外侧，管腔较窄，长2～3cm。

③壶腹部。在峡部外侧，管腔较宽大，长5～8cm。

④伞部。为输卵管的末端，长约1～1.5cm，开口于腹腔，游离端呈漏斗状，有许多细长的指状突起称输卵管伞，有"拾卵"作用。

（4）卵巢。卵巢为一对扁椭圆形的性腺，具有产生卵子和激素的功能。卵巢的大小、形状随年龄而有差异。青春期前，卵巢表面光滑；青春期开始排卵后，表面逐渐凹凸不平。成年妇女的卵巢约4cm×3cm×1cm，重5～6g，呈灰白色；绝经后卵巢萎缩变小变硬。卵巢位于输卵管的后下方，卵巢系膜连接于阔韧带后叶的部位有血管与神经出入卵巢称卵巢门。卵巢外侧以盆骨漏斗韧带连于骨盆壁，内侧以卵巢固有韧带与子宫相连。

卵巢表面无腹膜，由单层立方上皮覆盖称表面上皮。上皮的深面有一层致密纤维组织称卵巢白膜。再往内为卵巢实质，又分为皮质与髓质。皮质在外层，内有数以万计的始基卵泡及致密结缔组织；髓质在中央，无卵泡，含有疏松结缔组织及丰富的血管、神经、淋巴管以及少量与卵巢悬韧带相连续的平滑肌纤维，后者对卵巢运动有作用。

## 何谓月经和月经周期

月经是指伴随卵巢周期性变化而出现的子宫内膜周期性脱落及出血。月经的出现是生殖功能成熟的标志之一。月经第一次来潮称月经初潮。月经初潮年龄多在 13 ～ 14 岁之间，但可能早在 11 ～ 12 岁，迟至 15 ～ 16 岁。16 岁以后月经尚未来潮者应当引起临床重视。出血的第 1 日为月经周期的开始，两次月经第 1 日的间隔时间称一个月经周期。一般为 28 ～ 30 天。每个妇女的月经周期有自己的规律性。正常月经持续时间为 2 ～ 7 日，多数为 3 ～ 6 日。多数学者认为每月失血量超过 80ml 即为病理状态。

月经血的特征如下。

（1）月经血呈暗红色，除血液外，还有子宫内膜碎片、宫颈黏液及脱落的阴道上皮细胞。

（2）月经血中含有前列腺素及来自子宫内膜的大量纤溶酶。

（3）纤溶酶对纤维蛋白的溶解作用，故月经血不凝，只有出血多的情况下出现血凝块。同时内膜组织含有其他活性酶，能破坏许多凝血因子，也妨碍血液凝固，以致月经血变成液体状态排出。

# 什么是绝经期综合征

绝经期综合征又称更年期综合征、围绝经期综合征、绝经综合征，是指妇女绝经前后出现性激素波动或减少所致的一系列以自主神经系统功能紊乱为主，伴有神经心理症状的一组症候群。绝经可分为自然绝经和人工绝经两种。自然绝经指卵巢内卵泡用尽，或剩余的卵泡对促性腺激素丧失了反应，卵泡不再发育和分泌雌激素，不能刺激子宫内膜生长，导致绝经。人工绝经是指手术切除双侧卵巢或用其他方法停止卵巢功能，如放射治疗和化疗等。单独切除子宫而保留一侧或双侧卵巢者，不作为人工绝经。判定绝经，主要根据临床表现和激素的测定。人工绝经者更易发生绝经期综合征。

绝经年龄的早晚与卵泡的储备数量、卵泡消耗量、营养、地区、环境、吸烟等因素有关，而与教育程度、体形、初潮年龄、妊娠次数、末次妊娠年龄、长期服用避孕药等因素无关。用避孕药抑制排卵并不能使绝经延迟，因为卵子的消耗并不主要依靠排卵，大量卵泡通过闭锁而消失。

## 绝经期综合征的年龄判断

绝经年龄一般在 40 岁以上，停经 12 个月方可判定绝经。我国城市妇女平均绝经年龄 49.5 岁，农村 47.5 岁；美国中位绝经年龄 51.3（48 ～ 55）岁。

绝经期综合征多发生于 45 ～ 55 岁，90% 的妇女可出现轻重不等的症状。绝大多数妇女能顺利渡过，但也有 10% ～ 15% 的妇女症状较严重，影响正常的生活和工作。

## 绝经期综合征的原因

绝经期综合征出现的根本原因是生理性或病理性或手术而引起的卵巢功能衰竭。女性特征和生理功能都与卵巢所分泌的雌激素有密切关系，卵巢功能一旦衰竭或被切除和破坏，卵巢分泌的雌激素就会显著减少。现代医学研究发现，女性全身有 400 多种雌激素受体，这些受体分布在几乎女性全身所有的组织和器官，接受雌激素的控制和支配，一旦体内分泌的雌激素减少，就会引发器官和组织的退行性变化，出现一系列的症状。

（1）神经递质。神经内分泌学有关研究表明：下丘脑神经递质阿片肽（EOP）肾上腺素（NE）和多巴胺（DA）等与潮热的发生有明显的相关性。5-羟色胺（5-HT）对内分泌、心血管、情感和性生活等均有调节功能。已有报道绝经期综合征患者的自主神经功能障碍与血中5-HT明显降低有关。动物实验进一步证明下丘脑的5-HT水平在卵巢切除后明显降低，用雌激素后可发生明显逆转，故认为绝经期综合征所表现的功能紊乱症状，可能与随年龄的增长5-HT下降有关。研究发现，绝经后妇女血中$\beta$内啡肽（$\beta$-EP）及其抗体明显低于生殖期妇女，而$\beta$-EP抗体的下降表示免疫系统调节神经内分泌的功能发生紊乱而出现各种神经精神症状。

（2）遗传因素。有报道11对孪生姐妹绝经期综合征开始时间完全相同，症状和持续时间也极相近。个体人格特征、神经类型、文化水平、职业、社会人际、家庭背景等与绝经期综合征发病及症状严重程度有关。大量的临床资料表明性格开朗、神经类型稳定，从事体力劳动者发生绝经期综合征者较少或症状较轻，而且症状消失较快。性格孤僻，神经类型不稳定，有精神压抑或精神上受过较强刺激，文化层次较高、社会地位与生活条件优越的妇女症状较重。说明该病的发生可能与高级神经活动有关。

## 🩺 绝经期综合征的发病机制

围绝经期最早的变化是卵巢功能的衰退，继之表现为下丘脑－垂体功能退化。

（1）雌激素。卵巢功能衰退的最早征象是卵泡对促性腺激素（FSH）敏感性降低；卵泡对促性腺激素刺激的抵抗性逐渐增加。绝经过渡期早期的特征是雌激素水平波动很大，甚至高于正常卵泡期水平，系因 FSH 升高对卵泡过度刺激引起雌二醇过多分泌所致。整个绝经过渡期雌激素不呈逐渐下降趋势，而是在卵泡生长发育停止时，雌激素水平才下降。绝经后卵巢分泌雌激素极少，妇女体内低水平雌激素主要是由来自肾上腺皮质以及来自卵巢的雄烯二酮经周围组织中芳香化酶转化的雌酮，转化的部位主要在肌肉和脂肪，肝、肾、脑等组织也可促进转化。雌酮在周围组织也与雌二醇互相转化，但与生育期妇女相反，雌酮高于雌二醇。

（2）孕酮。在绝经过渡期，卵巢仍有排卵功能，因此仍有孕酮分泌，但因为卵泡发育时间长，黄体功能不全，孕酮量减少。绝经后卵巢不再分泌孕酮，极少量孕酮可能来自肾上腺。

（3）雄激素。卵巢产生的雄激素是睾酮和雄烯二酮。绝经前，血液中 50% 的雄烯二酮和 25% 的睾酮来自卵巢；绝经后雄烯二酮产生量约为绝经前的一半，其中85%来自肾上腺，15%来自卵巢间质细胞。绝经后卵巢主要产生睾酮，而且量较绝经前增多，系因卵巢间质细胞受到大量的促性腺激素刺激所致。

由于绝经后雌激素的显著降低，使循环中雄激素与雌激素的比例显著上升；性激素结合蛋白降低，使游离雄激素增高，因而绝经后有些女性出现轻度多毛。

（4）促性腺激素。绝经过渡期仍有排卵的妇女，其FSH在多数周期中升高，而黄体生成素（LH）还在正常范围，但FSH/LH仍小于1。绝经后，FSH、LH明显升高，FSH升高更为显著，FSH/LH＞1。在自然绝经1年内，FSH能上升13倍，而LH仅上升3倍，绝经2～3年内，FSH/LH达最高水平，以后随年龄增长渐下降。

（5）促性腺激素释放激素（GnRH）。围绝经期GnRH的分泌增加，并与LH相平行。

（6）抑制素。绝经后妇女血抑制素浓度下降，较雌二醇下降早且明显，可能成为反映卵巢功能衰退更敏感的标志。抑制素有反馈抑制垂体合成分泌FSH作用，并抑制GnRH对自身受体的升调节，从而使抑制素浓度与FSH水平呈负相关。绝经后卵泡抑制素极低，而FSH升高。

# 中医学如何认识绝经期综合征的病因病机

妇女一般在"七七"（即49岁）之年即月经闭止不行，称为"绝经"。部分妇女在"绝经"前后伴随出现一系列的症状和体征，如月经紊乱、眩晕耳鸣、烘热汗出、面红潮热、烦躁易怒、肢面浮肿等各种症状，称为"经断前后证候"，又称"经断前后诸症"。西医学称为"绝经期综合征"。

本病表现有轻有重，有的单见一种症状，有的多种表现共存，少数患者还有可能出现个性特征改变，甚者可严重影响正常的工作与生活。其症状持续时间也有长有短，短则数月半载，长者可达数年之久。

绝经期是妇女一生中的一个生理转折，是脏腑功能衰退，生殖功能丧失的开始。故《内经》中说："女子……七七任脉虚，太冲脉衰少，天癸竭，地道不通，故形坏而无子"。绝经前后证候多以肾虚精亏，心脾不足，肝失调和为主。

（1）肝肾阴虚。素体虚弱，或因疾病，产育过多，七情过极等，致使营阴暗耗，精血亏虚，而出现本类证候。

（2）脾肾阳虚。素体脾肾不足，或因劳累过度，房事不节，久病损伤等，致使阳虚内寒，脏腑功能衰退而致本病。

（3）阴阳俱虚。绝经之际，精血亏虚，肾阳失温。真阴真阳亏虚，不能激发，推动机体的正常生理活动而致诸症丛生。

（4）心脾两虚。素日心脾不足，或因思虑过度，劳伤心脾；复断经之年肾虚精亏，脏腑机能减退，更致心脾不足，故而为病。

（5）心肾不交。经断之时，真阴不足，不能上济于心，心火妄动，心火又不能下归于肾，心肾不能相交，以致使心肾失济而成本病。

（6）阴血亏虚。素日心脾不足，或思虑过度，耗伤阴血，年至七七，阴血益亏，不能濡养心神，故而出现本类证候。

（7）肝郁脾虚。素体情怀不舒，肝气郁结，经绝之际，脾虚气弱，易致肝气乘脾形成本病。

（8）冲任不固。冲任气虚，功能不足，不能制约固摄经血，从而导致月经周期紊乱，反复出血。失血即多又可累及心、肝、脾、肾，引起本类证候的发生。

（9）气郁痰结。情志抑郁不舒，肝气郁结，水湿运行受阻，聚湿为痰，痰气互结，阻遏气机升降而导致本病。

# 中医学怎样认识绝经前经乱

临界绝经期妇女，出现月经周期紊乱，经量或多或少，经期或长或短者，称为"绝经前经乱"。当出现经乱表现后，如果没有明显不适症状，而且出血量也不很多，可作生理现象论，经过一段时间后月经即可闭止。如果出血量过多，或伴有身体不适者，就应积极进行调治。

绝经期妇女机体生理功能的改变，是肾气不足，气血虚衰的结果。因而妇女经乱多责之于肾虚、心脾两虚，以及肝郁脾虚。

（1）肾虚。素体肾虚，或房劳多产损伤冲任。七七之年，肾气衰，天癸竭，其闭藏失职，冲任功能失调，故而造成血海蓄溢无常而经乱。

（2）心脾两虚。心主血，脾统血。素体气血不足，或久病损伤，劳累过度，思虑太过等，以致气血不足。经界临绝，脏腑功能衰退，气血益虚，心脾功能失调，统摄气血无力而造成经乱。

（3）肝郁脾虚。素体情怀不舒，肝气郁结，冲任气机失调，或劳倦饮食损伤，脾气不足。绝经之年，脏腑功能衰退，脾气益虚，易致肝木乘脾，脾失统血，故致经行紊乱。

## 更年期有哪些危害

（1）血管功能失调。忽冷忽热，出大汗，有时有头晕，每天可发生几次或几十次，并多在夜间发作。甚至出现发闷、气短等症状。

（2）月经失调。月经量逐渐减少，周期逐渐延长，经期缩短，以致逐渐停经。但有时候也会出现月经量增多，并伴有大量血块等情况出现。

（3）自主神经功能紊乱。头晕目眩，口干，喉部有烧灼感，思想不易集中，而且紧张激动，情绪复杂多变，性情急躁，失眠健忘，皮肤发麻发痒，有时有蚁走感。

（4）性欲减退。阴毛及腋毛脱落，性欲衰退，阴道分泌物减少，性交时出现疼痛感，继而导致了性生活次数的减少或厌恶性生活的情绪的发生。

（5）肿瘤易发。更年期为常见肿瘤的高发年龄，常见的有子宫肌瘤、子宫颈癌、卵巢肿瘤等。如能早些发现，早治疗，可提高治疗效果及患者生存率。

（6）骨质疏松。骨强度减弱，骨折易感性增加，骨代谢负平衡，平均每日丢失 50mg 钙，常有腰腿痛，背痛，身高减低等，稍有用力即骨折。

（7）皮肤恶化。皮肤、毛发均发生明显变化，皮肤干燥，弹性逐渐消失，时有瘙痒，出现皱纹，特别是暴露处如面、颈、手等部位更为明显。

（8）肥胖。一般超过正常体重15%～20%者为肥胖，更年期是女性发胖的主要时期，尤其是腹部及臀部等处的脂肪最容易堆积起来。

更年期女性由于中枢神经系统功能失调，患神经衰弱、神经官能症的人越来越多，有近97%的更年期女性患有失眠、心烦、忧郁、烦躁等神经衰弱症状，甚至有自杀趋向。绝经期综合征危害很大，如果出现有更年期的症状表现，一定要及时到权威医院进行治疗。

## 盲目追求"骨感"更年期提前

现在女性更年期提前，主要有三个方面原因。

（1）盲目追求"骨感"。女性绝经年龄除了与遗传因素、婚育史有关外，平时热衷于减肥的女性，绝经都较早。临床上三四十岁的女性因追求"骨感"而使更年期提前的病例并不少见。这是因为女性体内保持足够多的脂肪，月经周期才能正常。过度减肥，会造成内分泌紊乱，出现月经紊乱或过早绝经甚至早衰。此外，这些女性平时因对鱼、虾所含的胆固醇和钙摄入量不足，体内缺乏必要的营养素，很容易导致自身脏器衰老加快，更年期提前。

（2）忙碌事业。现在，生活节奏过快、压力过大、精神紧张，是导致白领女性更年期提前的又一主要原因。特别是一些竞争激烈、工作压力大的行业，不少女性在 35 岁左右便开始出现绝经现象。因为长期持续不断的身心付出，使白领女性不堪重负，身心俱疲。加之白领女性对日常事务的心理感受比较细腻，精神压力也相对较大，一般来说性格较为封闭或生活较为富足的女性，往往对生活品质的要求更高，想得更多，心理上的阴影也会影响到生理内分泌的变化。

（3）年轻时频繁人工流产。人工流产会对女性内分泌变化造成影响。从怀孕到生育，体内的各个系统都会发生很多微妙的变化，十月怀胎机体对此早已做好充足的准备工作。而人为地中止妊娠，体内的内分泌水平会急剧下降，没有一个缓慢的适应过程，这对人体是一个潜在的隐性打击。反复多次人工流产，机体所遭受的双重打击会逐渐使各方面的功能慢慢减退。

## 情绪异常易导致月经失调

月经正常来潮是成熟女性身体健康的重要标志。许多妇女发生月经失调后，只是从子宫发育不全、急慢性盆腔炎、子宫肌瘤等妇科疾病去考虑，而忽视了在子宫之外去找原因。岂不知，许多不良习惯因素也可能导致月经失调。

（1）情绪异常。长期的精神压抑、生闷气或遭受重大精神刺激和心理创伤，都可导致月经失调或痛经、闭经。这是因为月经是卵巢分泌的激素刺激子宫内膜后形成的，卵巢分泌激素又受脑下垂体和下丘脑释放激素的控制，所以无论是卵巢、脑下垂体，还是下丘脑的功能发生异常，都会影响月经。

（2）起居无度。据研究，妇女经期受寒冷刺激，会使盆腔内的血管过分收缩，可引起月经过少，甚至闭经。因此，妇女日常生活应有规律，避免劳累过度，尤其是经期要防寒避湿。

（3）过度节食。有关专家研究表明，少女的脂肪至少占体重的17%，方可发生月经初潮，体内脂肪至少达到体重22%，才能维持正常的月经周期。过度节食，由于机体能量摄入不足，造成体内大量脂肪和蛋白质被耗用，致使雌激素合成障碍而明显缺乏，影响月经来潮，甚至经量稀少或闭经，因此，追求身材苗条的女性，切不可盲目节食。

（4）嗜好酒烟。烟雾中的某些成分和酒精可以干扰与月经有关的生理过程，引起月经不调。在吸烟和过量饮酒的女性中，有25%～32%的人因月经不调而到医院诊治。每天吸烟1包以上或饮高度白酒100mg以上的女性中，月经不调者是不吸烟喝酒妇女的3倍。故妇女应不吸烟，少饮酒。

## 更年期女性可以怀孕吗

如果您还没有绝经，即使现在不会再定期有卵细胞发育成熟，但直到最后仍然存在怀孕的可能性。只要有一次排卵和一次未采取防范措施的性交便足以能生育出一个孩子。只要您还有月经，你就必须估计到怀孕的可能性。

从统计数字来看，40岁以后受孕的可能性大大下降，40岁时受孕的机遇还有3%。

50岁时能怀孕的概率极低。例如在两万个50岁以上的美洲人中只有一个人会怀孕。

生殖能力减退的原因有好几个：经期排卵的情况越来越少；经期激素产生和分泌的过程不规则的情况越来越频繁；受精卵在子宫着床以后，是否会怀孕，孕酮在此起到一个重要的作用，而随着女性年龄的增长，孕酮常常不够。这会使幼小的胚胎死去。

所以，严格意义上说，如果不想再生育一个孩子的话，那么，女性绝经后一年之内，性交时还是要采取保护措施的。

# 更年期"醋意"浓浓

与丈夫和睦生活30年的张老师，近年特别留意丈夫的举动。尤其是看到丈夫和别的女人在一起的时候，总觉得心里酸溜溜的。有时甚至会"醋意"大发，把丈夫弄得十分狼狈。夫妻关系也因此而紧张起来……

原来，进入更年期的女性，常常会出现头晕脑胀、精力不集中、食少寐差、肢体酸沉和脾气古怪等现象，这就是常说的"绝经期综合征"。在这一系列的症状当中，她们自己和家人通常只看中躯体不适，而对脾气古怪以及由此衍生的多种心理不适常有所不知。当然也就不会把越来越浓的"醋意"与更年期联系起来。但这些心理不适却对家庭和睦有极大的潜在危害。

更年期女性的内分泌是逐渐紊乱的，其中性激素紊乱会延迟更年期的结束。在这相当长的时间里，体内的多种改变，会引起大脑皮层功能失调，从而表现出交感神经应激性增高为主要特征的焦虑证候群。那些往常情绪稳定的妇女，常在大脑皮质功能失调中，出现猜疑与被害感。而这些猜疑与被害感，最容易从婚姻生活中表现出来，她们怕失去往日幸福的家庭，怕失去丈夫的爱，整天疑神疑鬼地"监视"和"控制"丈夫，怕他有外遇，自然也会被那浓浓的"醋意"驱使，做出许多令人啼笑皆非的傻事。实际上，这是更年期女性特有的"疑病妄想"。而且，这种不同于精神疾病的"疑病妄想"者，其日常生活有条不紊，仅仅在"醋意"上固执地表现出来。这就很容易被误导到家庭纠纷、情感纠纷中，而忽视这一病症的具体存在。

对更年期女性出现的这种浓浓"醋意"是有办法调理的。首先要自我调适心理，热爱家庭，相信丈夫。而此时的丈夫，不能因蒙"不白之冤"去以牙还牙，或撒手不管，而应从心理上安抚、关照她，让暖暖真情逐走浓浓"醋意"。当然，对精神症状表现得很严重者，应在医生指导下给予抗焦虑药物和调节内分泌药物治疗，以防"醋意"恶变而发生伤人或自伤事件。

第 2 章

# 发病信号

## 疾病总会露马脚，练就慧眼早明了

## 绝经期综合征的临床表现

绝经期综合征中最典型的症状是潮热、潮红。绝经期综合征多发生于 45 ~ 55 岁，90% 的妇女可出现轻重不等的症状，有人在绝经过渡期症状已开始出现，持续到绝经后 2 ~ 3 年，少数人可持续到绝经后 5 ~ 10 年症状才有所减轻或消失。人工绝经者往往在手术后 2 周即可出现绝经期综合征，术后 2 个月达高峰，持续 2 年之久。

## 绝经期综合征的月经改变

月经周期改变是绝经期出现最早的临床症状。大致分为 3 种类型。

（1）月经周期延长，经量减少，最后绝经。

（2）月经周期不规则，经期延长，经量增多，甚至大出血或出血淋漓不断，然后逐渐减少而停止。

（3）月经突然停止，较少见。由于卵巢无排卵，雌激素水平波动，易发生子宫内膜癌。对于异常出血者，应行诊断性刮宫，排除恶变。

## 绝经期综合征的血管舒缩症状

主要表现为潮热、出汗，是血管舒缩功能不稳定的表现，是绝经期综合征最突出的特征性症状。约 3/4 的自然绝经或人工绝经妇女可以出现。潮热起自前胸，涌向头颈部，然后波及全身，少数妇女仅局限在头、颈和乳房。在潮红的区域患者感到灼热，皮肤发红，紧接着爆发性出汗。持续数秒至数分钟不等，发作频率每天数次至 30 ~ 50 次。夜间或应激状态易促发。此种血管功能不稳定可历时 1 年，有时长达 5 年或更长。

## 绝经期综合征的神经精神症状

自主神经系统功能紊乱伴有神经心理症状的症候群精神神经症状，临床特征为围绝经期首次发病，多伴有性功能衰退，可有 2 种类型。

（1）兴奋型。表现为情绪烦躁、易激动、失眠、头痛、注意力不集中、多言多语、大声哭闹等神经质样症状。

（2）抑郁型。烦躁、焦虑、内心不安、甚至惊慌恐惧、记忆力减退、缺乏自信、行动迟缓，严重者对外界冷淡、丧失情绪反应，甚至发展成严重的抑郁性神经官能症。据统计绝经妇女中精神神经症状发生率为 58%，其中抑郁 78%、淡漠 65%、激动 72%，失眠 52%。约有 1/3 有头痛、头部紧箍感、枕部和颈部疼痛向背部放射。也有人出现感觉异常，常见的有走路漂浮、登高眩晕、皮肤划痕、瘙痒及蚁走感，咽喉部异物梗阻（俗称梅核气）。

## 绝经期综合征的泌尿生殖道症状

（1）外阴及阴道萎缩。外阴及阴道萎缩时，外阴部的皮肤逐渐变薄，皮下脂肪减少，阴阜上的阴毛稀少，阴道上皮细胞随着雌激素的降低而渐渐萎缩，表皮细胞中含糖原的细胞消失，pH 处于 6.0 ~ 8.0，阴道弹性减低，长度缩短，皱褶变平，排液量减少，润滑作用缺乏，临床上发生一系列症状，如外阴瘙痒、性交疼痛、老年性阴道炎等等，造成很大痛苦和不安，甚至影响家庭和睦。

（2）膀胱及尿道的症状。当雌激素缺乏时，有些妇女可发生一系列由于膀胱及尿道黏膜萎缩所致症状，如萎缩性膀胱炎、尿道炎、尿道口外翻、肉阜及张力性尿失禁。且由于膀胱容量随增龄而减少，生育年龄时约 500ml，60 岁时仅为 250ml 左右，因而尿液积聚稍超过容量即会引起不自主的膀胱收缩，并感尿意，出现尿频、尿急、夜尿增多。老年妇女虽有这些症状，但检查并无明显感染证据，培养也未见致病菌。但由于膀胱肌肉收缩力下降，也会引起排尿不畅，残余尿增加，且尿道黏膜薄而脆易损伤，故绝经后妇女也易发生反复发作的泌尿道感染，予雌激素后可改善症状。

（3）子宫脱垂及阴道壁膨出。尤其是曾有过多次分娩史及会阴严重撕裂者，雌激素缺乏易于发生盆底肌肉与筋膜松弛，目前老年子宫脱垂病例颇为多见。可酌情采用子宫托或手术治疗，手术方法根据年龄、体质而定。

## 绝经期综合征的心血管症状

（1）28.9% 的患者有假性心绞痛，有时伴心悸、胸闷。症状发生常受精神因素影响，且易变多样：症状多、体征少，心功能良好，用扩血管药物不见改善。曾跟踪部分患者作冠状动脉造影结果呈阴性。一些学者描述绝经期妇女出现的这样一组心血管症候群类似心血管疾病中的 X 综合征。

（2）15.2% 的患者出现轻度高血压，特点为收缩压升高、舒张压不高，阵发性发作，血压升高时出现头昏、头痛、胸闷、心慌。一些病例用雌激素治疗后可下降。围绝经及绝经后妇女在复杂的生理性的机体内环境改变及因而引起的病理变化中生存，不同的家庭因素、社会影响、个人的性格特点、精神因素，所表现的自主神经紊乱的症候群症状变化多样，可轻可重，甚至有人无明显不适，安然度过。也有 10% ～ 15% 的患者症状较为严重，影响天常的工作和生活，需药物治疗。

## 绝经期综合征常有骨质疏松

妇女从围绝经期开始，骨质吸收速度大于骨质生成，促使骨质丢失而骨质疏松。骨质疏松大约出现在绝经后 9 ～ 13 年，约 1/4 的绝经后妇女患有骨质疏松。患者常主诉腰背、四肢疼痛，出现驼背，严重者可致骨折，最常发生在椎体，其他如桡骨远端、股骨颈等都易发生骨折。

## 女性更年期为何总伴失眠

妇女一般在 45 ～ 55 岁之间处于更年期阶段。此时，月经周期紊乱，月经稀少至闭经，性生活能力下降，内分泌功能失调，自主神经功能紊乱，如再加上心理和社会等因素的影响，则易发病。除躯体症状外，均伴有不同程度的精神神经症状，多表现为烦躁易怒等，而且凡有绝经期综合征的患者总会伴有失眠症。这是由于更年期女性卵巢雌激素分泌逐渐减少及垂体促性腺激素增多，造成神经内分泌一时性失调，下丘脑—垂体—卵巢轴反馈系统失调和自主神经系统功能紊乱，加之心理因素及社会因素等诱因，使患者产生更年期抑郁症、焦虑症以及心理变态等诸症，这些精神神经系统方面的异常，往往是产生失眠的主要因素。

女性绝经期综合征的发病率，据国内统计数字在 10% ~ 15%；而广东地区的调查则表明，90% 的妇女均有不同程度的更年期症状。绝经期综合征，起病可急可缓，以缓者居多，开始有头晕、头痛、失眠、乏力、食欲减退、工作能力下降或者周身不适的主诉，以后逐渐发展为有明显忧郁、焦虑、猜疑或躁狂的症状。

失眠不仅是妇女绝经期综合征的常见表现，也是病情恶化的契机，所以应给予充分重视。

## 绝经前后乳房会发生的变化

绝经是卵巢功能衰退的一种表现。女性一般在 50 岁左右进入绝经期。此时，由于卵巢分泌的雌激素和孕激素明显减少，乳房缺乏雌激素的刺激而逐渐萎缩，腺体逐渐退化，被脂肪组织所代替。这种变化首先发生于乳腺小叶和腺泡，组织学上表现为：乳腺小叶不整、缩小，数目减少，继而腺末房及小导管萎缩，上皮细胞减少以致消失，管腔狭窄，间质纤维化、胶原化。有时也有些导管反而扩张，形成囊肿。绝经后的老年乳腺则已基本无乳腺小叶或仅残留少许小叶，小乳管及小血管可消失，间质硬化。

基于以上原因及由此而发生的一系列组织学变化，绝经期女性一般会出现乳房体积变小；也有些较肥胖的女性，乳房体积反而增大，但这并不是乳房仍在发育的缘故，而是腺体被脂肪组织所代替的结果。有些女性由于导管扩张形成囊肿，或由于残留的乳腺与增生的纤维结缔组织夹杂在一起，可表现为不规则的乳房结节。绝经后数年的老年女性，乳房则一般体积变小、松软下垂，皮肤皱襞增加。

由于乳腺癌发病率有随年龄增加而上升的趋势，故绝经前后的女性应对自己乳房的细微变化引起足够的重视，一旦发生乳腺癌，能否早期诊断，早期治疗，是决定乳腺癌预后好坏的关键。而此时，因绝经前后激素水平的较大变化，必然带来乳房的相应变化（如上所述），那么，区别哪些是正常的生理变化、哪些是可能的病理改变就显得至关重要了。一般来讲，对突然出现的明显异常的感觉，或乳房体积、形态的改变，或乳头出水等情况，应给予高度重视。

特别是已绝经数年的老年女性，乳房已"平静"多时，突然又出现了新的改变（哪怕是极轻微的），应立即到医生处就诊，千万不可麻痹大意。

## 绝经后又出现乳房疼痛可能是什么原因

绝经后由于体内雌激素的大幅度减少，乳房作为雌激素的靶器官，其随月经周期而出现的增生与复旧的周期性变化不复存在，从而进入了相对"平静"的时期。因此正常情况下，绝经一段时间以后的乳房由于缺乏雌激素的刺激而逐渐萎缩，腺体逐渐退化，被脂肪组织所代替，表现为乳房体积变小、松软下垂，皮肤皱襞增加等，而且原有的乳房部良性病变造成的乳房肿块亦可随正常腺体的萎缩而有不同程度的缩小，周期性的乳房胀痛等症亦应随之消失。如果绝经以后又出现乳房疼痛，打破了乳房应有的"平静"，可能有以下几种情况。

首先，在绝经之前的更年期，由于内源性雌激素的分泌处于一种迅速减少的变化过程之中，乳腺组织对这种激素分泌的变化尚不能适应，乳腺各部位对激素减少的反应也不均一，可能会发生一些相应的变化，如局部的疼痛、结节或腺体增厚等。这种反应可在绝经后停止，也可在绝经后的相当一段时间仍存在。由于它只是一种某生理时期的特殊反应，因此无须害怕，只要遵医嘱定期检查，必要时服用一些治疗妇女绝经期综合征的药物亦可收效。

还有一种情况应特别引起注意，那就是在已绝经数年后又出现乳房疼痛，可能仅呈隐痛，乳房可触及肿块，也可无肿块触及而仅有腺体增厚感，此时常需警惕早期乳癌的可能，切不可大意。由于绝经后的老年妇女从年龄上已进入乳腺癌高发人群，所以要加强监控，发现绝经后乳房疼痛的患者，必须予以高度重视。

## 妇女绝经后易发生肥胖

绝经后常伴有体重增加和体脂分布变化。而且，绝经后臀部和四肢皮下脂肪减少，体脂转向中心型分布。这都是由于雌激素和孕激素分泌减少所致。而且，女性在进入中年后，新陈代谢水平就开始下降，基础代谢率逐年降低，热量消耗逐渐减少。在此基础上，加上绝经后雌激素水平下降的影响，身体特别是腹部脂肪积聚，逐渐出现肥胖。绝经后若食欲好，饮食量大，体力活动少，则更易发生肥胖。应用雌激素替代治疗不能防止绝经后体重增加，却可减轻体脂中心型分布的程度。此时若能保持良好的饮食习惯，注意坚持运动，在一定程度上可防止发胖。

## 绝经期综合征会引起头痛吗

我们把女性 45 ～ 55 岁绝经期前后，男性 50 ～ 60 岁前后的一段时间称为更年期。绝经期综合征是患者在更年期内首次出现的神经、内分泌所致的症状和情绪障碍。女性发病率大于男性，绝经期综合征的发病机制目前尚不清楚，只能大体说与个人素质、心理素质、社会因素、体内内分泌失调有关，有人把此归于神经症的范畴，头痛、头晕是其临床主要和常见的症状。头痛的性质和部位多种多样，除头痛外更年期患者还有许多其他涉及各个系统的症状，如失眠、乏力、健忘、食欲减退、腹胀、腹泻、便秘、心慌、胸闷、浮肿、盗汗、畏寒、四肢麻木、手抖、性欲减退、情感波动等。经过各种检查找不到中枢神经系统异常的证据。对于本病的治疗多采用综合治疗，包括让患者理解这种疾病的原因、性质和规律，以消除不必要的疑虑，帮助患者树立战胜疾病的信心，合理安排生活作息时间，可以小剂量地应用药物治疗，有着镇静止痛作用的药物都应由小剂量开始，酌情加量，直到产生治疗效果，治疗持续时间可随病情而定，不需要长期维持治疗；当然，按摩、直流电离子透入等物理疗法对头痛、失眠、不适感等症状也有一定的疗效，而性激素的疗效目前争议很大，对的确伴有内分泌功能紊乱的患者可试用性激素治疗，一般女性选用雌激素，男性选用雄激素。

## 更年期心悸是不是心脏病

更年期心悸是不是心脏病？这是很多患者及家属都比较关注的问题。心悸（心慌）是怎么回事？下面就为大家详细介绍一下，希望对患者有所帮助。

在医学上，人们称心悸为心律失常。更年期出现心悸的症状会不会是心脏病呢？很多人都表示怀疑。届时心脏收缩的频率每分钟增至100～140次。其发生是心脏的窦房结受激动引起的。健康人体力劳动后或感情激动时都可发生窦性心动过速，此都属于生理范围。妇女在妊娠期也常出现心悸。发生心悸，除查出有器质性病变外，可认为是单纯的功能差异。心悸多半是阵发性的，心率逐渐增加，然后逐渐恢复，不过较易变动。

更年期是每位女性必经的一个特殊阶段，主要是因为更年期女性的血中雌激素浓度降低，垂体促性腺激素水平升高，自主神经系统从平衡状态一旦进入平衡失调状态，便可发生轻重不等的症状，其中就包括心血管方面的心悸。

心悸（心慌）不一定是心脏病。虽然有心律失常和心悸症状的患者占所有心律失常的 74% 以上，却都是属于窦性。因此，不能说更年期出现心悸或心前区不适就是心脏病，应进行细致的检查。首先排除器质性原因，才能考虑心悸症状是单纯的更年期功能障碍。更年期妇女在雌激素分泌减少的同时，胆固醇、甘油三酯和低密度脂蛋白胆固醇含量增高，抗动脉粥样硬化脂蛋白（高密度脂蛋白胆固醇）降低，这些都是发生冠心病的高危因素。

## 更年期女性易患心脏病吗

女性在未进入更年期之前，体内的激素具有保护心脏的功能，因此女性患上心脏病的危险比男性来得低。但是，在进入更年期之后，女性患上心脏病的可能性就追上男性了。

女性和男性患上心脏病的致病因素是否相同呢？女性和男性大致上都有相同的致病因素，这包括：血液中的胆固醇含量高、高血压、吸烟、肥胖、糖尿病及缺少运动。

但是，有些致病因素在女性和男性当中就发挥不同的作用。例如，糖尿病可以使女性患者体内的血脂和血胆固醇含量增加得比男患者多。因此，女糖尿病患者得动脉粥样硬化和心脏病的可能性就会比男患者高。此外，吸烟也导致60岁以下妇女的血胆固醇含量比男吸烟者增加得更多。

女性和男性有同样的心脏病症状吗？

心脏病最常见的症状是压迫性的胸疼。这个症状在男性患者当中比较普遍，一般女性患者所显示的症状，都是含糊不清和无害的。因此，女性患者一般都是在病发得较严重时，才会被诊断出来。

女性患者可能出现的症状与男性的不同，这包括：极度的疲劳而使她无法完成日常工作，晕眩，恶心（特别是用力之后），心怦怦跳或急跳，晕倒，呼吸急促（尤其在起身之后），胸疼或背部上半身感觉压力。

千万不要轻视这些症状。如果你是一名女性，拥有家族病历（尤其在55岁之前）、身体超重、吸烟、患有糖尿病、高血压或高血脂或高血胆固醇，你应该找医生检查身体。

## 雌激素如何保护女性免于患上心脏病

雌激素可以帮助更年期的女性增加体内的高密度脂蛋白胆固醇

（良性胆固醇），以减少患上心脏病的危险。这有助于消除血液中的低密度脂蛋白胆固醇（恶性胆固醇），使血液减少脂肪沉积物或避免动脉粥样硬化的形成。因此，雌激素能帮助血管保持强壮、富有弹性和通畅，使血液能够顺利地流通至心脏，这将有助于女性减低患上心脏病的危险。

激素替代疗法对女性患心脏病和其他疾病有什么影响？

激素替代疗法可以帮助更年期的女性，补充因更年而产生不足的女性激素（雌激素或孕酮），这有助于减少一般更年期的症状，如阴道干燥、情绪波动和潮红等。

## 哪些恶性肿瘤易在更年期发生

更年期为妇女常见恶性肿瘤的高发年龄，主要的癌症有宫颈癌、子宫内膜癌、卵巢癌和乳腺癌。这些肿瘤如能及早发现，早诊断，早治疗，可大大提高治疗效果及生存率。

（1）子宫颈癌。发病高峰年龄在 50～54 岁，早期癌的平均年龄在 36～44 岁。早期常无特殊症状，部分患者有白带增多、不规则出血或性交后出血现象；晚期可有水样白带或粉带、恶臭、阴道不规则流血及下腹痛。

（2）子宫内膜癌。又名宫体腺癌，约占女性生殖器恶性肿瘤的20%～30%，发病高峰年龄较子宫颈癌晚约10年。在一些肥胖、不育、绝经期延迟、患糖尿病和高血压的妇女中发病比较高。其主要突出的症状是子宫出血，有时有异常白带，晚期患者可有下腹痛并可扪及肿块，并易发生转移。

（3）卵巢癌。高发年龄为50～60岁，早期表现为盆腔有实质性肿块，但不引起任何不适，常在妇科检查时扪及。但此类癌肿生长迅速，容易扩散，在短期内可出现腹水、胸水、腹痛，晚期腹部可膨隆，向上压迫引起呼吸困难和心悸，也有的表现为绝经后出血。

（4）乳腺癌。好发年龄在40～60岁，早期无主观症状，常在更衣、洗澡时偶尔扪及乳房肿块，经检查发现。有的可在局部皮肤出现橘皮样异常，有的乳头有血性分泌物，如不及时治疗易向身体其他部位扩散和转移。

第 3 章

# 诊断须知

## 确诊病症下对药，必要检查不可少

## 更年期闭经的检查方法有哪些呢

女人到了更年期就意味着青春不在了，对于女性是一件可怕的事情，敢于面对的人度过了这一段痛苦的时光，不敢面对的人就会选择离开这个世界。所以对待处于更年的伟大女性们，一定要做好身体的检查，尤其是更年期闭经的女性更要检查身体，检查的方面下面具体介绍一下。

身体的疾病大部分是隐患的，在不知不觉中身体已经到了濒危的地步，所以定期的检查身体是非常有必要的。一种检查闭经的方法是子宫检查。

（1）宫腔镜检查。了解宫腔深度、宽度、形态有无畸形，有无粘连，取内膜检查有无病理改变。

（2）腹腔镜检查。直视子宫及性腺外观，除外先天发育异常，必要时取卵巢活检。

（3）子宫输卵管碘油造影。了解宫腔形态，有无畸形，输卵管是否通畅，除外结核病。

（4）药物试验检查。孕激素和雌激素试验，观察子宫内膜有无反应。

体检是很麻烦的，所以很多人都不会抽时间去做体检，认为是浪费时间，其实体检比什么都重要，尤其是处于更年期闭经的女性更要检查。卵巢功能检查如下。

（1）阴道黏液结晶检查。了解雌激素水平。

（2）宫颈黏液结晶检查。了解雌激素水平及有无孕激素影响。

（3）基础体温测定。了解有无排卵及黄体功能。

（4）雌孕激素水平测定。了解卵巢功能。

子宫检查和卵巢功能检查是了解闭经原因和病因的两种必须做的检查，找到闭经的原因然后及时治疗能有效地减缓闭经的来临。让青春多留一刻，让容颜多留一刻。更年期闭经要去做检查，定期的体检也是很重要的，查出身体内的隐患病因，让身体更健康。

# 何谓人绝经期促性腺激素试验

对黄体酮试验和雌激素试验均为阴性的患者，可进行人绝经期促性腺激素（HMG）试验，以进一步了解卵巢功能不足是由卵巢本身造成，还是由下丘脑—垂体所引起。方法是每日肌内注射 HMG 150U，连续 4 ~ 6 日。用药前做阴道脱落细胞涂片一张及 B 型超声波检查一次，了解卵巢功能基本情况。用药后逐日复查阴道脱落细胞、子宫颈、子宫颈黏液改变及做 B 型超声波检查，观察卵泡发育情况，有无卵泡生长、成熟及雌激素水平上升反应。如无反应，表明疾病原因在卵巢本身，有反应则病因在垂体或垂体以上部位。用药前及注射末次 HMG 后各取早晨静脉血，测血清雌二醇作比较，也有一定参考价值。

## 绝经期综合征的实验室检查

（1）促卵泡生成激素（FSH）升高。

（2）雌二醇（E2）与孕酮水平下降。

（3）黄体生成素（LH）绝经期可无变化，绝经后可升高。

## 绝经期综合征的其他辅助检查

（1）分段诊刮及子宫内膜病理检查。除外子宫内膜肿瘤。

（2）盆腔超声、CT、磁共振检查。可展示子宫和卵巢全貌以排除妇科器质性疾病。B 型超声检查可排除子宫、卵巢肿瘤，了解子宫内膜厚度。

（3）测定骨密度等。了解有无骨质疏松。

## 绝经期综合征的诊断

绝经期综合征症状复杂，对其主要症状应给予正确的估计，并能对器质性病变及早予以鉴别诊断。

（1）病史。仔细询问症状、治疗所用的激素、药物；月经史，绝经年龄；婚育史；既往史，是否切除子宫或卵巢，有无心血管疾病史、肿瘤史及家族史。

（2）体格检查。包括全身检查和妇科检查。对复诊3个月未行妇科检查者，必须进行复查。

（3）实验室检查。主要是激素水平的测定。

## 绝经期综合征的鉴别诊断

腺功能低下也可继发闭经，应注意血中T3、T4和促甲状腺激素的水平。还应注意排除器质性疾病，或确定是否并发器质性疾病。

（1）甲状腺功能亢进症。此症可发生于任何年龄，而年龄大者发病时，症状常不典型，例如甲状腺不肿大、食欲不亢进、心率不快、不呈兴奋状态而表现抑郁、淡漠、多疑、焦虑等。鉴别方法：测定甲状腺功能指标，如促甲状腺激素 低于正常、T4升高、T3在正常高限甚至正常时，即应诊断甲状腺功能亢进症。

（2）冠状动脉粥样硬化性心脏病。当患者以心悸、心律失常及胸闷症状为主时，首先考虑冠状动脉粥样硬化性心脏病。鉴别方法是仔细地体格检查及心电图检查，鉴别困难时，可用雌激素试验治疗。

（3）高血压病或嗜铬细胞瘤。当头痛、血压波动幅度大或持续高血压时应考虑。鉴别方法是反复测量血压并进行嗜铬细胞瘤的有关检查，如腹部有无包块，挤压包块时血压是否升高，有无头痛、心慌、出汗等症状，血儿茶酚胺测定。与绝经有联系的血压变化常常是轻度的。

（4）神经衰弱。以失眠为主要表现者，可能因神经衰弱引起。鉴别方法主要根据病史，即失眠发生时间与月经改变有无相关。对难于鉴别的患者也可用雌激素进行试验治疗或请神经科会诊。

（5）精神病。以精神症状为主要表现时，须进行鉴别诊断。

（6）其他。以阴道炎症为主要表现时，需排除真菌、滴虫或细菌阴道感染。进行病原菌检查即可确定。以尿频、尿急及尿痛为主要表现时，需排除泌尿系感染。

第 4 章

# 治疗疾病
**合理用药很重要，综合治疗
效果好**

## 🧑 绝经期综合征的精神心理治疗

有 2/3 的绝经期妇女出现症候群，但由于精神状态、生活环境各不相同，其轻重差异很大，有些妇女不需任何治疗，有些只需一般性治疗，就能使症状消失，少数妇女需要激素替代治疗才能控制症状。

心理治疗是绝经期治疗的重要组成部分，绝经期妇女应了解围绝经期是自然的生理过程，应以积极的心态适应这一变化。可辅助使用自主神经功能调节药物，如谷维素 20mg 口服，每天 3 次；地西泮 5mg 睡前服用，有助于调节自主神经功能。此外，还可以服用维生素 $B_6$、复合维生素 B、维生素 E 及维生素 A 等。医生应与患者进行个别交谈，给患者以精神鼓励，解释科学道理，帮助患者解除疑虑，建立信心，促使健康的恢复，并建议患者采取以下措施延缓心理衰老。

（1）科学地安排生活。保持生活规律化，坚持力所能及的体育锻炼，少食动物脂肪，多吃蔬菜水果，避免饮食无节，忌烟酒。为预防骨质疏松，围绝经期和绝经后妇女应坚持体育锻炼，增加日晒时间，摄入足量蛋白质和含钙食物。

（2）坚持力所能及的体力劳动和脑力劳动。坚持劳动可以防止肌肉、组织、关节发生"失用性萎缩"现象。不间断地学习和思考，学习科学文化新知识，使心胸开阔，防止大脑发生"失用性萎缩"。

（3）充实生活内容。如旅游、烹饪、种花、编织、跳舞等，以获得集体生活的友爱，精神上有所寄托。

（4）注意性格的陶冶。更年期易出现急躁、焦虑、忧郁、好激动等情绪，这些消极情绪有害于身心健康，要善于克制，并培养开朗、乐观的性格，善用宽容和忍耐对待不称心的人和事，以保持心情舒畅及心理、精神上的平静状态，有利于顺利渡过围绝经期。

## 绝经期综合征的激素替代疗法

绝经期综合征主要是因为卵巢功能衰退，雌激素减少引起，激素替代疗法（HRT）是为解决这一问题而采取的临床医疗措施，在有适应证（需要用），而无禁忌证（可以用）的情况下应用，科学、合理、规范的用药并定期监测，HRT的有益作用将超过其潜在的害处。

（1）HRT临床应用指南

HRT已在半个世纪的国内外临床应用中获得较大进步。近年来，国际上大规模随机对照的临床研究，从循证医学方面提出了一些结论性意见，丰富了人们对HRT的认识。2003年中华医学会妇产科分会绝经学组对围绝经期和绝经后妇女提出以下原则性建议。

①对 HRT 的共识。HRT 是针对与绝经相关健康问题的必要医疗措施。绝经及相关症状（如血管舒缩症状、泌尿生殖道萎缩症状、神经精神症状等），是应用 HRT 的首要适应证。应用 HRT 是预防绝经后骨质疏松的有效方法。HRT 不应该用于心血管疾病的一级和二级预防。

对于有完整子宫的妇女，在应用雌激素时，应同时应用适量的孕激素以保护子宫内膜；对于已切除子宫的妇女，则不必加用孕激素。

应用 HRT 时，应在综合考虑治疗目的和风险的前提下，采用最低有效剂量。

在出现绝经及相关症状后，即可应用 HRT，根据激素异常的情况选择 HRT 方案。

当前的研究表明，应用 HRT < 4 年相对安全，风险较低；应用 HRT > 4 年，相关风险可能增加。应用 HRT 应至少于每年进行 1 次个体化评估后，决定是否继续或长期应用；有绝经症状的可采用短疗程，对骨质疏松问题需要长疗程，应根据评估情况决定疗程的长短。

出现绝经相关症状并存在其他疾病时，在排除禁忌证后，可于控制并发疾病的同时应用 HRT。

应用 HRT 时，应对妇女进行个体化的风险 / 受益评估，并告知在应用过程中应进行年度监控。

性激素补充疗法需要遵循循证医学的方法，不断完善、修订应用方案。

②适应证。绝经相关症状；泌尿生殖道萎缩的问题；低骨量及绝经后骨质疏松症。

③开始应用时机。在卵巢功能开始减退及出现相关症状后即可应用。

④禁忌证。下列情况时禁用：已知或怀疑妊娠；原因不明的阴道出血或子宫内膜增生；已知或怀疑患有乳腺癌；已知或怀疑患有与性激素相关的恶性肿瘤；6个月内患有活动性静脉或动脉血栓栓塞性疾病；严重肝肾功能障碍；血卟啉症、耳硬化症、系统性红斑狼疮；与孕激素相关的脑膜瘤。

⑤慎用情况。伴有下列疾病时慎用：子宫肌瘤；子宫内膜异位症；尚未控制的糖尿病及严重高血压；有血栓栓塞性疾病史或血栓形成倾向；胆囊疾病、癫痫、偏头痛、哮喘、高泌乳素血症；乳腺良性疾病；乳腺癌家族史。

⑥应用流程。应用HRT前评估：评估是否有应用HRT的适应证；是否有应用HRT的禁忌证；是否存在慎用情况。

评估项目：病史；检查为常规妇科检查，其余检查项目可根据需要选择，其中乳腺和子宫内膜厚度应为必查项目。

权衡利弊：应用 HRT 的必要性。年龄；卵巢功能衰退情况（绝经过渡期、绝经早期或绝经晚期）；应用 HRT 前的评估结果。

结果判断：无适应证或存在禁忌证时，不应用 HRT；有适应证同时合并其他疾病时，在排除禁忌证后，可于控制其他疾病的同时，应用 HRT；有适应证，无禁忌证时，建议应用 HRT；症状的发生可能与绝经有关，也可能与绝经无关，难以即刻辨明，并且无禁忌证时，可行短期试验性应用。患者知情同意。

个体化用药方案：考虑因素有是否有子宫；年龄；卵巢功能衰退情况（绝经过渡期、绝经早期或绝经晚期）；风险因素。根据每个妇女的不同情况，制定个体化用药方案。序贯方案中，孕激素应用时间达到 10 ~ 14 天。

应用 HRT 过程中的监测及注意事项：监测目的为判断应用目的是否达到；个体风险 / 受益比是否发生改变；评价是否需要继续应用 HRT 或调整方案。根据妇女的具体情况，确定监测的指标和频度。

注意事项：为预防血栓形成，因疾病或手术需要长期卧床者酌情停用。

（2）药物种类和制剂

①雌激素。种类有天然甾体类雌激素制剂如雌二醇、戊酸雌二醇、结合雌激素、雌三醇、雌酮；部分合成雌激素如炔雌醇、炔雌醇三

甲醚；合成雌激素如尼尔雌醇。

口服制剂有：结合雌激素（CE），为从孕马尿中提取出来的天然雌激素，成分有雌酮、马烯雌酮、$17\alpha$–雌二醇、$17\beta$–雌二醇等10余种。每片0.3mg或0.625mg，每日1次。戊酸雌二醇（E2V，商品名补佳乐），每片1mg，1～2mg，每日1次，每月连用21天，停7天。尼尔雌醇（CEE），每2周1～2mg或每月5mg。

经皮肤给药：雌二醇，含天然雌二醇0.6mg/g，2.5g，每日1次，涂抹于皮肤。雌二醇，含$17\beta$–雌二醇，每天释放$50\mu g$，每周1次，每次1片。

皮下埋植剂：雌二醇25～$50\mu g$，可维持5～12个月。

阴道给药：结合雌激素（倍美力）软膏，含雌激素0.625mg/g，0.5～2g，每日1次。

②孕激素。对抗雌激素促进子宫内膜生长的作用。有以下3类：19-去甲基睾酮衍生物：如炔诺酮，具有一定的雄激素活性；17-羟孕酮衍生物，如甲羟孕酮，有弱的雄激素活性；天然孕酮，如微粉化黄体酮。我国最常用制剂为甲羟孕酮。

③雌、孕、雄激素复方药物。替勃龙，含7-甲基异炔诺酮每片2.5mg，每日1.25～2.5mg。

口服后进入体内的分解产物具有孕激素、雄激素和弱的雌激素活性，不刺激子宫内膜增生，是欧洲最常用的 HRT 药物。

（3）用药途径

有经肠道和非肠道两种，各有优缺点，可依据病情及患者意愿选用。

口服用药：是首选途径。用法简便，价格相对便宜，有肝脏首过效应，血脂改善明显，有利于保护心血管。大剂量用药增加肝脏负担，影响凝血系统。

阴道给药：可减轻肝脏负担，用药剂量小，阴道黏膜容易吸收，治疗老年性阴道炎、尿道炎为首选途径。

皮肤给药：避免肝脏首过效应，减轻肝脏负担，使用方便，用药剂量小，对不能耐受口服用药的患者提供了安全途径。缺点是个体差异大，不易精确控制每天释放量。皮下埋植有效期长，但也存在以上缺点。

（4）常用方案

①连续序贯法。以 28 天为一个疗程周期，雌激素不间断应用，孕激素于周期第 15 ~ 28 天应用。周期之间不间断。本方案适用于绝经 3 ~ 5 年内的妇女。

②周期序贯法。以 28 天为一个治疗周期，第 1 ~ 21 天每天给予雌激素，第 11 ~ 21 天内给予孕激素，第 22 ~ 28 天停药。孕激

素用药结束后，可发生撤药性出血。本方案适用于围绝经期及卵巢早衰的妇女。

③连续联合治疗。雌激素和孕激素均每天给予，发生撤药性出血的概率低。

适用于绝经多年的妇女。

④单一雌激素治疗。适用于子宫切除术后或先天性无子宫的卵巢功能低下妇女。

⑤单一孕激素治疗。适用于绝经过渡期或绝经后围绝经期症状严重且有雌激素禁忌证的妇女。

⑥加用雄激素治疗。HRT 中加入少量雄激素，可以起到改善情绪和性欲的作用。

（5）HRT 的最佳剂量

为临床效应的最低有效量，治疗达到的目标应为：能达到治疗目的，并阻止子宫内膜增生，血中 $E_2$ 含量为绝经前卵泡早期水平（40 ~ 50pg/ml），$E_2/E_1 > 1$。

（6）用药时间

①短期用药。持续 HRT5 年以内，称为短期用药。HRT 短期用药的主要目的是缓解围绝经期症状，通常 1 个月内起效，4 个月达到稳定缓解。

②长期用药。用于防治骨质疏松，至少持续 3 ~ 5 年以上。

（7）副作用及危险性

①子宫出血。用药期间的异常出血，多为突破性出血，应了解有无服药错误，B 型超声检查内膜，必要时做诊刮排除子宫内膜病变。

②性激素副作用。雌激素剂量过大时可引起乳房胀、白带多、头痛、水肿、色素沉着等，酌情减量可减少其副作用。

③孕激素的副作用。包括抑郁、易怒、乳房痛和水肿，极少数患者甚至不耐受孕激素。改变孕激素种类可能减少其副作用。少数妇女接受 HRT 后，可因为水钠潴留造成短期内体重增加明显。

④子宫内膜癌。长期单独应用雌激素使子宫内膜癌和子宫内膜增生的危险增加 6 ~ 12 倍。雌激素替代治疗时，有子宫的妇女，必须加用孕激素，可以阻止子宫内膜单纯性和复杂性增生，内膜癌的相对危险性降至 0.2 ~ 0.4。

⑤乳腺癌。美国国立卫生研究院的"妇女健康倡议研究（WHI）"大型随机对照试验结果显示对有子宫的妇女随机给予雌孕激素联合治疗，平均随访 5.2 年，浸润性乳腺癌的相对风险增加 26%。

# 怎样治疗卵巢早衰

妇女在 40 岁以前出现卵巢功能衰退现象者称卵巢早衰，卵巢早衰常伴有自身免疫性疾病。

卵巢早衰者除闭经外，只有少数人出现类似绝经期综合征症状。但年轻妇女因长期处于低雌激素状态而发生子宫萎缩、阴道分泌物减少、性交痛，甚至骨质疏松，所以应及时补充雌激素。目前认为卵巢早衰不一定是不可逆的，特别对于期望生育的患者，仍应积极治疗。

（1）人工周期。周期性补充雌孕激素可避免生殖器官上皮萎缩与钙的丢失，且可保护心血管系统，预防脂代谢变化。可从任何时候开始口服雌激素，如己烯雌酚 0.5 ~ 1mg，每晚 1 次，连续 22 天。在服药的第 11 天开始补充孕激素，如口服醋酸甲羟孕酮 8 ~ 10mg，每晚 1 次，连服 10 天。如用黄体酮针剂，则从服雌激素的第 16 天开始，每日肌内注射 10mg，连续注射 5 针。如服炔雌醇 5μg，只需每晚 1 次，连服 20 ~ 22 天，再加孕激素。

（2）诱发卵泡发育。在人工周期治疗一个阶段后，再单用小剂量雌激素，如己烯雌酚 0.5mg 或 0.25mg（炔雌醇 12.5μg），每晚 1 次，连服 3 周，停 1 周。不论有无撤药性出血，再开始第 2 个周期治疗，

3 个周期为一疗程。在雌激素水平略有升高，FSH 和 LH 已被抑制后，可适当应用 HMG 刺激卵泡发育，甚至排卵。

（3）免疫抑制剂。有肾上腺皮质功能低下者可用皮质醇治疗。

（4）中药治疗或中西药结合治疗。常用滋阴降火、补肾活血药配合雌激素，以期卵巢逐步恢复功能。

## 哪些中成药可治疗绝经期综合征

（1）杞菊地黄丸，每服 6g，日服 3 次（适用于肝肾阴虚者）。

（2）人参鹿茸丸，每服 6g，日服 3 次（适用于脾肾阳虚者）。

（3）金匮肾气丸，每服 6g，日服 3 次（适用于肾气不固者）。

（4）五子衍宗丸，每服 9g，日服 2 次（适用于肾气不足者）。

（5）人参归脾丸，每服 9g，日服 2 次（适用于心脾两虚者）。

（6）逍遥丸，每服 6g，日服 2 次（适用于肝郁脾虚者）。

（7）补心丸，每服 9g，日服 2 次。

（8）交泰丸，每服 3g，日服 2 次（上方适用于心肾不交者）。

（9）礞石滚痰丸，每服 6g，日服 2 次（适用于痰气郁结者）。

（10）五苓散，每服 9g，日服 3 次（适用于脾阳不足而水肿者）。

（11）养血安神片，每服 4 片，日服 3 次（适用于阴血不足者）。

（12）舒神灵，每服4片，日服3次（适用于心神抑郁不舒者）。

（13）更年安，每服4片，日服3次（适用于阴虚阳亢者）。

（14）更年康，每服3片，日服3次（适用于气血不足之脏躁症者）。

（15）更年女宝，每服4片，日服3次（适用于体虚气弱而伴有瘀热者）。

（16）固经丸，每服6g，日服3次（适用于冲任不固者）。

## 怎样治疗妇女更年期失眠症

妇女绝经期综合征患者最易伴发失眠症，这是因为由于大脑皮层内抑制过程减弱，体液中促激素及儿茶酚胺类水平提高，以致体内内分泌及自主神经功能紊乱，因此而产生精神神经症状症候群，除失眠多梦以外，还常有多愁忧虑、抑郁状态、易激惹、悲观失望或焦虑不安等。治疗这样的失眠症以及失眠症所伴随的症状，一般要从几个方面进行治疗。

（1）心理治疗。心理治疗一般分为个别心理治疗和集体心理治疗。临床上一般均采用个别心理疗法，医生和患者进行个别交谈，用解释、鼓励、说明等方法以达到减轻症状或清除症状，促使患者恢复健康，使患者了解更年期是一个正常的生理阶段，对健康影响不大，而且这

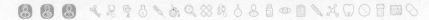

些症状很快就会消失或适应，从而使患者能正确对待疾病。按患者的知识水平，选择适当的内容，使之了解病情，解除顾虑，保持精神愉快，情绪稳定。由于心理障碍的减轻，其失眠症状也会随之减轻。

（2）药物治疗。治疗更年期失眠的药大体分为镇静催眠药、抗焦虑药及抗抑郁药三类，其中以抗抑郁药运用最为广泛，而多塞平则应用更为普遍。多塞平具有强大的抗抑郁和抗焦虑作用，而且副作用较轻，该药不仅对失眠有显著的改善作用，还对更年期焦虑状态、情绪忧郁、紧张不安及各种躯体不适和自主神经功能紊乱等均有满意的疗效。患者服药后不仅睡眠改善显著，而且在短时间内即感到情绪愉快，焦虑减少，且长期服用，无严重的不良反应。每片25mg。轻症患者，口服每日 2 ~ 3 次，每次 25mg，亦可每日 1 次；睡前 1 ~ 2 小时服 25mg 可诱导患者迅速入睡。

（3）中医中药治疗。中医中药对更年期失眠症的治疗具有较好的效果。

（4）体育疗法。积极参加太极拳、太极剑、气功、健脑体操等，根据病情有选择地学习、坚持锻炼，不仅利于健康的恢复，更能改善失眠状态。

（5）物理疗法。特定的理疗设备与器械，对于改善更年期患者的失眠症及全身症状均有良好的效果，可酌情选用。

# 如何用简便方药治疗绝经期综合征

顾名思义，简便方药就是在使用上既简单而又方便。以下方药即是。

（1）枸杞子 30g，生地 15g。水煎服。

（2）黄精 15g，玉竹、山萸肉各 12g。水煎服（适用于肝肾阴虚者）。

（3）五加皮、淫羊藿、菟丝子各 15g。水煎服（适用于肾阳不足者）。

（4）仙灵脾、党参、续断各 15g，巴戟天 10g。水煎服（适用于脾肾阳虚者）。

（5）女贞子 12g，何首乌 18g，生熟地各 15g，旱莲草、淫羊藿、香附各 10g。水煎服（适用于脾肾阳虚者）。

（6）苍白术、厚朴、石菖蒲各 12g，炒苡仁 30g。水煎服（适用于脾虚湿盛者）。

（7）柏子仁 15g，合欢花 30g，远志 10g。水煎服（适用于心神不安者）。

（8）黄连 12g，肉桂 6g。水煎服（适用于心肾不交者）。

（9）炒地榆 20g，阿胶（烊化）10g。水煎服（适用于冲任不固者）。

（10）瓜蒌 30g，桔梗、香附各 10g，川贝母 6g。水煎服（适用于气郁痰结者）。

# 怎样防治绝经期综合征引起的头痛

更年期头痛可口服己烯雌酚 1 ～ 1.5mg，甲睾酮 5 ～ 10mg，每日 1 次；必要时可肌内注射，要注意副作用。一般连续使用 20 日应停药休息 1 周。此外，谷维素对绝经期综合征疗效较好，每次 20mg，每日 3 次。经前期头痛应先采用对症处理，限制盐分及饮水量，投入少量利尿剂及镇静止痛药等，若无效时于经前 12 日开始，每日肌内注射黄体酮 10mg，共 6 次，连续 3 ～ 6 个月；亦可合并使用小量睾酮及谷维素；大量维生素 A 及维生素 $B_1$ 也有一定效果。月经期头痛可在睡前服己烯雌酚 1 ～ 2mg。

## 如何用简易方药治疗更年期经乱

（1）中成药

①金匮肾气丸，每服 6g，日服 3 次（适用于肾气不足者）。

②参茸卫生丸，每服 9g，日服 2 次（适用于肾虚精亏者）。

③龟鹿八珍丸，每服 6g，日服 3 次（适用于肝肾不足、气血双亏者）。

④归脾丸，每服 6g，日服 3 次（适用于心脾两虚者）。

⑤补中益气丸，每服 6g，日服 3 次（适用于脾虚气陷者）。

⑥逍遥丸，每服 6g，日服 2 次（适用于肝郁脾虚者）。

（2）简便验方

①菟丝子、桑寄生、续断各 15g，白芍 12g，泽兰、枳实各 6g（适用于肾虚不固者）。

②当归、白芍各 12g，乌药、巴戟天、川楝子各 10g。水煎服（适用于肝郁肾虚不固者）。

③鳖甲、鸡血藤各 12g，枸杞子 18g，山萸肉、旱莲草各 15g。水煎服（适用于肝肾阴虚者）。

④丹参 20g，党参 24g，五味子 15g。水煎服（适用于心脾两虚者）。

⑤香附末 3g，水冲服，每日 3 次（适用于肝郁气滞者）。

（3）饮食疗法

①鹿角霜 30g，菟丝子 50g，茺蔚子 30g，黄酒 1000ml。同煮数沸后再浸泡 1 周，过滤去渣，每服 30ml，日服 2 次（适用于肾虚者）。

②鳖、白鸽各 1 只，枸杞子、核桃仁各 30g，煮熟食用（适用于肾虚精亏者）。

③人参 6g，枸杞子 10g。代茶饮（适用于脾虚血亏者）。

④香附 30g，黄酒 500ml。同煮数沸去渣，每服 30ml，日服 3 次（适用于肝郁气滞者）。

⑤合欢花、柏子仁、丹参各 30g，黄精 20g，黄酒 2000ml。同煮数沸后去渣，每服 30ml，日服 3 次（适用于气血不足而有肝郁不舒者）。

⑥丹参、党参、黑豆各 30g，红糖 100g。水煎代茶饮（适用于气血不足者）。

# 更年期妇女服用激素替代剂会导致乳腺癌吗

更年期妇女由于卵巢功能衰退，体内雌激素分泌量减少，有些妇女会出现"绝经期综合征"的表现，如月经紊乱，烦躁易怒，精神疲乏，头晕耳鸣，心悸失眠，烘热汗出等，严重者出现性格改变及轻度精神异常。更年期是由壮年向老年过渡的时期，是一特殊的生理变更时期，应做好充分的身心准备。

近年来，国外比较盛行在更年期服用激素替代剂，以缓解绝经期综合征的表现，国内也开始有使用激素替代剂者。更年期妇女是否应该服用激素替代剂是有一定争议的问题。有学者认为，服用激素替代剂可以补充更年期妇女内源性激素的不足，有效地缓解绝经期综合征的各种症状，并可预防妇女在绝经后由于雌激素分泌锐减而发生的冠心病、骨质疏松症等。因此，应该说服用激素替代剂对处于更年期的女性是有一定益处的。但是，服用激素替代剂会否导致乳腺癌的问题，近年来引起了国内外学者愈来愈多的关注。国外有学者报道：50岁的妇女中，未服用激素替代剂者，每1000人中有45人患乳腺癌；而服用激素替代剂5年者，每1000人中有47人患乳腺癌，服用激素替代剂10年者，每1000人中有51人患乳腺癌。提示服用激素替代剂可使妇女患乳腺癌的危险性增高，并且服用激素替代剂的时间愈长，其患乳腺癌的危险性愈高。

因此我们认为，更年期妇女服用激素替代剂应慎重。如果无明显的绝经期综合征的表现或仅有较轻程度的不适感，则可不服用激素替代剂而使用其他方法，如积极锻炼身体，参加丰富多彩的社会活动，以保持良好的心境和身体状况。确有明显的症状者，可服用中药，或在医生指导下少量、短期服用激素替代剂。

第 5 章

# 康复调养
## 三分治疗七分养，自我保健恢复早

# 如何对待更年期精神病

更年期精神病是在更年期开始发作的一种精神病，男性通常在 55～65 岁左右，女性在 45～55 岁左右。主要症状为在中年到老年的过渡阶段所产生的焦虑、紧张、忧郁、猜疑，以忧郁为主的则称为"更年期忧郁症"。这个时期，身体的内分泌功能减退，该病可能与内分泌腺（主要是性腺）的代谢功能失调有关。精神因素也是导致发病的重要原因。身体方面，常有自主神经失调及内分泌减弱的症状，如心率加快或迟缓、出汗、四肢发冷等。这就要求处于更年期的老年人采取如下防治措施。

（1）了解更年期卫生知识，认识到更年期是一个正常的生理过程，出现的症状是暂时的，一般要经过 1～2 年，是可以自行缓解的，因此不必忧心忡忡。

（2）注意生活的规律性，做到起居有时，劳逸结合，要防止工作负担过重，尽量避免过重的精神刺激，同时注意身体锻炼，经常参加文体活动，调剂生活。

（3）定期检查，如果出现了绝经期综合征的一些表现，除用药物减轻症状外，应进行必要的检查，排除体内器质性病变。

## 预防绝经期综合征的骨质疏松

从营养学的角度来讲，饮食模式可以影响骨密度。研究提示，在食物中补充钙质，进食蔬菜、水果和谷类、戒烟、减少口服类固醇有助于预防骨质疏松症。有现象表明，在大城市和发达地区，节食、缺乏日晒和缺乏运动是助长妇女骨质疏松症的重要因素。有人为减轻体重而盲目节食将引起钙的摄入缺乏，为保养皮肤而过多避免日晒，引起维生素D的缺乏，而缺乏运动则导致了骨丢失的加剧。研究表明，补充钙和维生素D的摄入是预防骨质疏松症的有效的方法。我国推荐成人每天摄元素钙量800mg，绝经妇女为预防骨质疏松症的发生，每天的钙摄入量50岁以前为800mg，50岁后为1000mg，维生素D的需求则为每天50岁以前为$5\mu g$，50岁以后为$10\mu g$。妇女可以通过食用富钙食品、饮用牛奶和服用钙补充剂来增加钙的摄入。在食物中，富钙食品包括海产品、虾皮、海带、豆芽、豆制品、骨头汤、骨粉、芝麻酱等等。乳类和乳制品本身钙含量就较高。钙的补充制剂的服用也非常有效。市售的钙补充剂有很多种，如柠檬酸钙类和碳酸钙类，乳酸钙类，磷酸钙类等。要注意的是片剂的重量不等于含钙量。服用时一定要注意说明。另外，还会有一些"天然"钙制剂，如骨粉等，被称为自然补钙。但有报道发现"自然"制品中会含有其他有害物质，如铅或其他重金属类。因而在选择钙制剂时一定要非常注重产品的品质。此外，在补钙时，应注意膳食构成。因为膳食中有影响钙的吸收成分，某些蔬菜中（如菠菜、苋菜、竹笋等）含草酸较多，它们可与钙结合成难于吸收的盐类。过多的膳食纤维也干扰钙的吸收。脂肪过多，可使脂肪酸与钙形成钙皂，也影响钙的吸收。这类食品在膳食组成时不宜过多。大豆异黄酮是一种结构与雌激素相似，具有雌激素活性的植物性雌激素，因而增加大豆摄入将有利于减少绝经期综合征的发生。

## 绝经期综合征预防原则

（1）医疗保健人员应以积极主动与更年期妇女进行卫生保健知识的宣传教育，帮助他们掌握必要的科学知识，消除恐惧与疑虑，以乐观和积极的态度对待更年期。

（2）对更年期妇女的家人，主要是对她们的丈夫也要进行卫生保健知识的宣传，帮助他们了解妇女更年期可能出现的症状，在一旦出现某些神经功能失调症状时，应给予关怀、安慰、鼓励和同情。

（3）更年期妇女最好半年至1年进行1次体格检查，包括妇科检查和防癌检查，有选择地做内分泌检查。医疗保健人员应向更年期妇女提供优质咨询服务，帮助他们预防绝经期综合征的发生，或减轻症状，缩短病程。

（4）绝经前行双侧卵巢切除术者，适时补充雌激素。

# 治绝经期综合征的八大法宝

《金匮要略》云："奔豚病，从少腹起，上冲咽喉，发作欲死，覆还止，皆从惊恐得之"。意思是，奔豚病是一种发作性疾病，发作时患者极端痛苦，发作后冲气渐平，病渐缓解，最后平复如常。这种病多是由于受到惊恐的刺激，肝气郁结，肝气上逆而引起的。

这些患者乍看上去，似乎是精神障碍，其实，这些都是典型的绝经期综合征患者。更年期常见的主要症状有月经紊乱，可表现为月经过多、月经先期、月经淋漓不净；潮热、汗出、胸闷不舒、头痛头晕、耳鸣如蝉、心悸失眠、烦躁易怒、喜怒无常、关节酸痛、口腔溃疡、神疲乏力、血压增高、大便不正常等，这些症状不是每个患者都全部具备的，而是三三两两地出现。90% 的更年期妇女会出现一些症状，但程度较轻，不需要治疗。若治疗不当，病情会迁延数年。

（1）精神治疗。要正确认识绝经期综合征，这不是器质性的病变，更不是精神病。患者要学会怡情养性，适当控制自己的情绪，培养多种爱好，如听音乐、种花养鸟、听歌跳舞、外出旅游等等，以陶冶情操。还可以广交朋友，促膝谈心，交流思想。

（2）生活要有规律，注意寒暖，饮食适度。少吃辛辣刺激和油腻、过甜的食物，并保持大便通畅。同时减少房事，勿伤肾气。

（3）可根据自己出现的症状利用中药治疗。如果有潮热、汗出、头晕、耳鸣、心悸、心烦不宁、失眠多梦、手足心热、口干、月经先期不调、舌苔红者，此为阴虚之症。可服六味地黄丸，每次服6g，一日服2次，亦可选用左归丸，用量服法同上。如果除了上述症状之外，还有口热口臭，小便黄赤，夜寐盗汗者，可选用知柏地黄丸，每次服6g，一日2次。如果兼有两目干赤，头昏目眩者，可选用杞菊地黄丸，用量服法同上。如果还兼有耳鸣、耳聋、头目眩晕者，可服耳聋左慈丸，用量及服法均同上。患者若出现畏寒怕冷、腰背冷痛、精神萎靡、小便清长（夜间尤多）、大便溏薄，或出现五更泻、经行量多、舌苔薄白者，为阳虚之症。可服用附桂八味丸，每次6g，一日2次，亦可服用右归丸，用量及服法同上。假如夜寐欠眠、心悸盗汗、心烦口干者，可选用天王补心丹，每次6g，一日2次，亦可选用朱砂安神丸，或酸枣仁丸，或枣仁安神丸。

（4）用西药治疗。情绪激动、心情烦躁者，可服用奋乃静，每次1片，一日3次。夜寐不眠者服安定，每次5毫克，一日1~3次，或阿普唑仑，每次0.4mg，同时亦可配用谷维素，每次10mg，一日3次，调节自主神经紊乱。如果潮热、汗出，可服用尼尔雌醇，每半月服2mg，或服倍美力，每日1次（0.625mg），亦可选用甲睾酮，每日服5mg，以减轻轰热汗出的程度。

（5）针灸治疗。体针选用三阴交、足三里、太冲、百会等穴，可调补肝肾、健脾胃，亦可选用梅花针在上述穴位上进行轻度敲打。耳针选用神门、交感、心、肝、肾等穴，亦可自制菜籽、橡皮贴敷。就是将橡皮胶剪成0.5cm大小的方块，将一粒菜籽或王不留行子放在橡皮胶的中间，贴在上述耳穴处进行按压，以局部有酸痛、能忍受为度，一日可按压数次。2天后将橡皮胶撕去，以防日久耳部皮肤溃破。灸法，用艾条（市有售），灸关元、中脘、足三里、三阴交等穴，每穴灸3~5分钟，至皮肤潮红透热为度。

（6）推拿治疗。选肝俞、肾俞、百会、曲池、内关、三阴交、中脘、涌泉等穴，可用拇指按压法或推法、拿法，均可能调整阴阳、健脾补肾、滋阴养肝，治疗绝经期综合征。

（7）拔火罐。取穴在颈7至腰5督脉膀胱经处，于心俞、膈俞、肾俞等处拔火罐，每穴留罐5~10分钟，隔日1次，可调气活血调整阴阳。

（8）食疗法。

淮山药粥：将粳米与淮山药一块煮粥，用于治疗脾虚神疲者；对腰酸者可服杜仲粥，即用杜仲50g煎水后弃渣留汁，再用粳米100g煮成粥，长期服用均有裨益。

胡桃仁粥：取粳米50g，胡桃仁20g，芡实20g，莲子肉20g，加水1000ml，煮成粥可长期服用，有健脾补肾之功。

甲鱼烧枸杞：取甲鱼一只，去内脏、壳，刮去外砂，将枸杞子30g加入腹内并加适量葱、姜、糖、盐、料酒、花椒等，清蒸至肉熟，食肉喝汤，具有滋阴补肝肾的功能。

## 如何应付更年期潮红潮热

正处于更年期，并且时常出现潮热、出汗，这便是绝经期综合征中最常见并且最典型的症状。患者时时感到自胸部向颈项及面部扩散的阵阵热浪，同时上述部位皮肤有弥散性或片状发红，并往往伴有出汗，出汗后热由皮肤蒸发而散出后，又有畏寒感。有时单有热感而无潮红及出汗，因此称为潮热。一般潮红与潮热常同时出现。

潮红、潮热症状的出现是由于体内雌激素水平下降引起自主神经功能紊乱，血管舒缩功能障碍所致，同时伴有出汗、心悸、眩晕等。

80%的患者此症状可持续1年以上,有些还能维持到绝经后5年左右。症状的发生一般在绝经前及早期较严重,距绝经时间渐长,发作频率及强度亦渐渐减退,最后自然消失。

潮热发作的频率、严重程度及持续时间个别差别很大。有些人偶然发作,时间短促;有些人则每天数次,持续数秒至数分钟不等;严重者可频繁发作,甚至数分钟一次,每天发作30～50多次,持续时间可达10～15分钟,发作多在下午、黄昏或夜间。往往在活动后、进食后或穿衣盖被过多等热量增加的情况下容易发作,从而影响情绪、工作及睡眠,常使患者感到痛苦。

中医学认为更年期出现潮热、出汗症状,多是由于阴虚内热,虚阳上亢,津液不固所致。在治疗上,除严重者需服药物外,大部分患者可通过一些行之有效的保健措施。

建议您选用具有滋补肾阴作用的药物为主组成的营养保健品,如含有灵芝、银耳、山药、熟地、何首乌、枸杞子、女贞子、山茱萸等的阿胶首乌汁、龟苓膏、金龟片、玉竹晶等。

此外,施用穴位按摩方法对更年期的潮热出汗亦有较好的效果。具体方法是:首先按摩后背部的肝俞(第九胸椎棘突下,旁开1.5寸)、肾俞(第二腰椎棘突下,旁开1.5寸),其次用拇指点按头部的头维穴(额角发际直上0.5寸处)、百会穴(耳尖直上,头顶正中处)、风池穴（后颈，胸锁乳突肌与斜方肌之间凹陷中）。

最后按摩上肢的曲池（屈肘成直角，当肘横纹外端与肱骨外上髁连线的中点）、内关（腕横纹上2寸，掌长肌腱与桡侧腕屈肌腱之间）、下肢的阴陵泉（胫骨内侧髁下缘凹陷中）、太溪（内踝高点与跟腱之间的凹陷中）、涌泉（于足底前1/3处，足趾跖屈时呈凹陷处）等穴位。

## 如何平安度过更年期

更年期对女性来说是一个不愿面对的特殊时期，因为在这个时期，女性的身体可能会出现诸多症状，精神和心理也会出现许多不适现象。因此如何正确面对绝经期综合征对女性来说是必须要掌握的，下面看一下应该怎么做。

更年期是因为女性的卵巢功能从旺盛到衰弱的一个过程，所以必定会表现在身体上。例如血管舒缩功能紊乱，出现潮热；骨量急剧减少，导致骨质疏松；脂代谢紊乱，使动脉硬化和冠心病发病率上升；雌激素水平低下，导致一系列泌尿生殖系统症状的出现，如尿频、尿急、月经失调、阴道干涩等。近年来，随着生活方式和社会环境的改变，更年期精神心理障碍的发生率越来越高。应该引起我们足够的重视。人们常常觉得女性到更年期有点性格改变是正常的。但这恰恰是更年期病态心理的一个早期信号。据统计。约 1/3 的更年期女性患精神心理疾病。

女性进了更年期不能茫然失措，不知怎么应对，也不能任其发展不管不顾。首先应该坦然地面对，认识到自己各种感受是由于机体各系统退化，出现一系列生理变化，随着时间推移，一些不适症状会自然消退。如在这一阶段情绪不稳定，可多与朋友交流。适当增加户外活动，放松心情，参加一些娱乐活动，加强体育锻炼。如症状仍然反复不解，并且明显影响生活质量的话，建议向有资质的医师咨询或调治。

## 更年期"激素治疗"需谨慎

更年期是女性一生中的一个重要转折期。处于这一特殊时期的女性由于卵巢功能逐渐衰退、性激素分泌减少甚至消失，这时候，如果更年期女性采用激素替代疗法，就能缓解很多症状，同时又会增加一些疾病的风险。

激素替代疗法的 5 大好处如下。

（1）对绝经过渡期的月经失调有调节作用。

（2）缓解潮热及泌尿生殖道萎缩等症状，用药 8 周的有效率为 90% ~ 95%。

（3）降低缺血性心血管疾病危险性及病死率。

（4）减少老年痴呆发生率。

（5）减少绝经后骨量的迅速丢失，减少患者骨质疏松性骨折。骨丢失以绝经后头几年最厉害，约每年 1% ~ 3%，一直持续到 75 岁。采用激素替代疗法 6 年以上者，髋骨或腕骨骨折危险可减少 50%，椎骨畸形发生率减少 90%。

但激素替代疗法可能会增加一些疾病的风险，如子宫内膜癌、乳腺癌、血栓性疾病、糖尿病、高血压、胆石症等。

更年期"激素治疗"并非人人皆宜人体自身的内分泌系统是严谨而完备的，女性处于更年期时会出现雌激素水平的滑落，由于落差较大，所以会因为此导致内分泌系统出现紊乱。

从原理上来讲，"激素治疗"应该是适用于更年期的女性的。但是，事实上并非如此更年期吃什么药，并不是所有的更年期女性都可以进行"激素治疗"。

常见的"激素治疗"是口服雌激素，需要强调的是雌激素不可随便服用，服用雌激素前应做系统的体格检查，测量血压，检查心、肝、脑、肾功能，注意乳房肿块及妇科盆腔疾病，如无禁忌证后再应用。

目前用作激素替代疗法的药物,常用有替勃隆片、戊酸雌二醇片、复方雌孕片、结合雌激素片、戊酸雌二醇片以及甲羟孕酮等。具体使用方法可遵从医嘱。

医生建议,此类药物最好放在晚饭后 15 分钟内服,以减少药物对胃的刺激,或者在晚上临睡前服(服药前应吃些少量的点心,避免空腹服药)。

之所以在临睡前服药,是因为药服下去以后就上床,即使有轻微的消化道反应,人在睡眠中是不会觉察到的。到了次晨,药物早就吸收入血,胃部不适症状也就不会存在了。

## 更年期女性如何提高免疫力

女性更年期的保健方法也是多种多样的,最主要的应该是更年期的饮食和心理疗法了,那么,更年期女性平时喜欢喝浓茶的时候,可以把浓茶换成蜜树茶,比较清甜爽口,还可以减少烦躁的心情。

(1)如果你正处于更年期,不妨每天喝一点蜜树茶。蜜树茶很适合在女性更年期时食用,而且还可以治疗咳嗽。最近研究发现,蜜树茶还可以缓解更年期症状,此外,蜜树茶中还含有镁、铁、钙等多种人体必需的矿物质。

（2）让抹茶来加快你的新陈代谢。抹茶一般都是用一些微分石磨成微分状的、覆盖的茶，因为它的功效主要是保持健康，因而也是日本人一直喜欢引用的茶水。抹茶中抗氧化剂的含量是等量绿茶的137倍，可以使你的新陈代谢加快30%～40%，不仅能帮助你减肥，还有助于提升情绪。

（3）能提高免疫力的明列子。明列子主要是产于泰国，它一般有振奋精神的作用。这种印度花草茶的芳香还可以增强你的免疫系统，预防感冒。一些专家还曾断言，明列子有许多抗衰老和抗菌性的功效。

（4）黑加仑和薰衣草能让你保持清醒的头脑。黑加仑一般颜色较深，而且它们含有一些抵抗氧化剂的成分。因而科学家相信它们有助于预防脑部疾病如阿尔茨海默氏症和老年痴呆症等。众所周知，薰衣草也是有助于提升情绪的天然花草茶。

（5）鼠尾草可以缓解压力。鼠尾草是减轻压力和缓解焦虑情绪的良药，而且还可以减轻头痛，不过一定要注意每天不能超过三杯。你也可以用冷鼠尾草茶漱口，治疗喉痛或口腔溃疡。此外，鼠尾草茶还能缓解呼吸道感染症。

更年期时适当的喝些茶水，可以让您的生活更充满了乐趣，而且每天两杯茶可以降低患皮肤癌的风险，但是要注意茶的选择，如果每天都喝浓茶，还会对您身体造成一定的影响。

# 怎样用饮食疗法调治绝经期综合征

饮食疗法在许多疾病的治疗上显示出了巨大的威力，同样本疗法对绝经期综合征也非常适宜。兹举食疗处方若干首。

（1）枸杞子 30g。代茶饮（适用于肝肾阴虚者）。

（2）枸杞子、桑椹子、红枣、山药各 30g，生肉 200g。做汤食用（适用于肝肾阴虚与脾气不足者）。

（3）决明子 15g，菊花 10g。代茶饮（适用于阴虚阳亢者）。

（4）鲜生地 50g，黄精 30g，粳米 100g。煮粥食用（适用于肾阳不足者）。

（5）淫羊藿 50g，黄酒 1000ml。煮数沸后去渣，每服 30ml，日服 3 次（适用于肾阳不足者）。

（6）生百合 50g，蜂蜜适量。拌和蒸熟食用（适用于心肾不交者）。

（7）莲子、龙眼肉各 10g，芡实 15g。炖汤食用（适用于心脾不足者）。

（8）黄芪 50g，何首乌 30g，生鸡 1 只。煮熟后调味食用（适用于气血不足者）。

（9）赤小豆、薏苡仁各 30g，大枣 10 枚，粳米 50g。煮粥食用（适用于脾虚湿盛者）。

（10）浮小麦 100g，甘草 10g，大枣 10 枚。水煎代茶饮（适用于忧郁烦躁者）。

（11）陈皮 20g，代茶饮（适用于胸腹胀满不适者）。

（12）香附 30g，青皮 20g，黄酒 500ml。煮数沸去渣，分 2 天服用（适用于肝郁者）。

（13）鲜藕节 50g，鲜小蓟 30g，粳米粉 45g。煮粥食用（适用于冲任不固，经血量多或淋漓不止者）。

## 红薯缓解女性更年期不适

女人一到五十岁左右，更年期便随之而来。对此，很多人可能采取传统的药物治疗方法。

但是，美国《西雅图时报》却提出一种更方便且美味的方法：每天吃一个中等个头的红薯，可以帮助更年期女性减轻甚至消除那些恼人的不适症状。

刊登在《美国营养学院期刊》上的一篇文章指出，有规律地食用红薯能够对雌激素产生影响。另外，台湾的科研人员也曾做过相关实验。他们让一些更年期女性连续 30 天食用红薯，然后对这些女性的身体状况进行前后对比分析，发现这些女性的激素水平和胆固醇水平都得到了改善。研究人员总结到，常吃红薯可以减轻潮热和盗汗症状，也有助于缓解压抑情绪，还能降低更年期女性患乳腺癌和心血管疾病的风险。因此，作为一种既便宜又好吃的营养食品，红薯应该成为更年期女性饮食中的一分子，而且需要注意的是，应该坚持每天食用，这样才能收到更好的效果。

## 黄豆可以舒缓女性更年期症状

巴西圣保罗大学妇产科专家发现，黄豆中所含的"黄豆黄素"植物性激素能够舒缓更年期女性常见的各种症状，而且不像医学界目前广泛使用的雌激素疗法那样产生副作用。

巴西圣保罗大学妇产科专家对80位更年期妇女进行了6个月的追踪测试，发现其中85%的人服用"黄豆黄素"后，更年期症状有所改善，其中75%的妇女开始服用"黄豆黄素"后，体内胆固醇含量也有降低的现象。

令研究人员振奋的是，雌激素能治疗的所有症状，"黄豆黄素"也都能治疗，虽然疗效稍逊，但没有副作用。女性步入更年期后，体内激素机能开始减退，导致失眠、沮丧、骨质流失及感到灼烧感等症状，影响生活质量。一般来说，90% ~ 95% 的女性服用雌激素后，都可改善更年期症状，但其副作用是罹患子宫和乳癌的风险增加。

研究人员以"黄豆黄素"取代传统雌激素，让接受测试者服用，都没有出现乳腺或子宫内膜肿胀症状。研究人员推论，黄豆产品没有雌激素的副作用。

研究人员认为，目前黄豆是人类已知的最完整、功能最多的食品之一，除营养价值高外，黄豆的高蛋白质成分是治疗和预防癌症、骨质疏松等疾病的最佳选择。

第 6 章

# 预防保健

## 运动饮食习惯好，远离疾病活到老

## 绝经期适当的有氧运动、力量训练及灵活性训练

随着年龄的增长，绝经期妇女的心血管功能、肌肉力量以及灵活性均下降。有氧训练，也称耐心训练能调动大多数肌肉进行连续的、有节奏的运动，其运动形式是值得提倡的，如散步、游泳、骑车、划船、跳绳、滑冰、滑雪等。每次运动应持续 15 ~ 60 分钟，合理的运动应包括：5 ~ 10 分钟的热身运动；10 ~ 60 分钟的有氧运动，运动强度达到 3 ~ 6 代谢当量（运动代谢率/静止代谢率）或使心率要达到最大心率的 60% ~ 90%；5 ~ 10 分钟的放松运动。有氧运动可以增强心肺功能，使心脏每搏量和每分输出量增大，心率降低，耗氧减少。有氧运动在降低极低密度脂蛋白的同时升高血中的高密度脂蛋白，血清高密度脂蛋白胆固醇有限制动脉平滑肌的细胞对胆固醇的摄取和蓄积的作用；并能促进已沉积的胆固醇游离出动脉壁，以及竞争抑制低密度脂蛋白胆固醇受体，从而保护周围血管免受脂质的攻击。长期有规律的运动可以引起血清高密度脂蛋白胆固醇的升高。其中高密度脂蛋白胆固醇的升高可能是由于运动时肌肉和脂肪组织内脂蛋白脂酶活性升高，使胆固醇和磷脂转移到高密度脂蛋白胆固醇所致。低密度脂蛋白胆固醇有明显的致动脉粥样硬化的作

用，而高密度脂蛋白胆固醇则与低密度脂蛋白胆固醇相拮抗，能阻止 AS 的形成和发展。运动能提高高密度脂蛋白胆固醇在血清 TC 中的比例，因而能降低动脉粥样硬化及冠心病发生的危险性。

适量的体能锻炼既能降低血黏滞度和红细胞聚集性，又可促进侧枝建立，从而改善器官灌注，使血压缓慢下降；适量的运动尚可使血浆儿茶酚胺水平降低，前列腺素 E（兼有扩张肾血管及利尿作用）水平增高，使交感神经活性降低，外周血管扩张而致血压缓降。此外，适度的锻炼能使肥胖的高血压病患者体重减轻而降低血压。

## 绝经期如何控制体重

体重增加，脂肪沉积在腹部、腰臀部、背肩、臂部、乳房等处，不仅增加心脏负担，而且易患动脉硬化、冠心病、骨质疏松症等疾病。通常可以用体重指数（body mass index，BMI）来评价体重。BMI ＝体重（kg）/ 身高的平方（m²）。正常体重范围 BMI 值为 18.5 ~ 25，小于 18.5 为低体重，25 ~ 29.9 为超重，大于 30 为肥胖。

注意食物的选择，应多吃瘦肉、奶、蔬菜、水果和谷类食物，少吃肥肉等油脂含量高的食物，一天三餐食物总摄入量也应控制，为防止饥饿感，可吃纤维素含量高的食品。但应注意保证蛋白质、维生素和矿物质的摄入量达到参考摄入量的水平，以满足机体正常生理需要。必要时适量补充维生素和矿物质的制剂以达需求。

## 围绝经及绝经后期妇女性功能障碍防治

（1）性生活是中老年妇女生命活动中的组成部分。人的健康，不但是躯体健康和心理健康，还包括性健康。中老年妇女要消除过性生活的种种偏见和错误看法。性生活是中老年妇女生命活动中的组成部分，并可减轻全身各系统的衰老速度。

（2）局部治疗。由于性激素水平的下降，中老年妇女阴道干涩，且在性交时阴道分泌物也减少；围绝经期妇女尤其是绝经后多年的妇女，出现老年性阴道炎，有的外阴、阴道口黏膜也充血，甚至破损，使性交疼痛、性交失败。在这种情况下局部用药收效较快。常用的药物如下。

①人体消毒润滑剂。具有润滑及消炎作用，可用于男女双方外生殖器，也可注入女性阴道。

②结合雌激素软膏。含 14g，每克含 0.625mg 结合雌激素，常用推荐剂量，每日 0.5 ~ 2g，阴道内给药，最高剂量为 2g，用塑料涂药器注入阴道。也可用棉签将药涂在外阴及阴道口。

③雌三醇乳膏。含 15g，每克软膏含 1mg 雌三醇。用法：开始时每日 1 次，后逐减量，每周 2 次，每次 0.5g，由给药器推注入阴道。

④雌三醇栓。每盒 7 粒，每次 1 粒，（含雌三醇 0.5mg）塞阴道。

（3）性激素补充治疗。雌激素是维持正常性功能的物质基础，雄激素与女性性启动有密切关系，临床上使用性激素补充治疗，可改善和治疗围绝经期及绝经后妇女性功能障碍。

①尼尔雌醇片。长效雌三醇，有三种片剂，分别为 1mg、2mg、5mg。用法：每月服 2 ~ 5mg，每 2 周服 1 次，每次 1 ~ 2mg。有子宫妇女每 3 个月加孕激素，常用甲羟孕酮，每日 6 ~ 8mg，连服10 ~ 14 天。

②复方八维甲睾酮胶囊。每个胶囊含炔雌醇 0.0025mg，甲睾酮 0.625mg，还有微量元素及钙剂等，每日 1 次，每次 1 ~ 2 个胶囊，每 3 个月加服孕激素。

③替勃龙片。每片 2.5mg，每天或隔天服 1 片，连服 28 天或连续使用，其代谢产物具有雌、孕、雄激素作用。适用于绝经 1 年后妇女。

④雌二醇炔诺酮片。每片含 $17\beta$ -E2 2mg 和醋酸炔诺酮 1mg，每日 1 片，连服 28 天或连续服用，适合绝经后妇女。

⑤戊酸雌二醇片。日历式包装，每板含 11 片戊酸雌二醇片（每片含戊酸雌二醇 2mg）及 10 片戊酸雌二醇与醋酸环丙孕酮复合

片（每片含戊酸雌二醇片 2mg 及醋酸环丙孕酮 1mg）。服药自标有（"start"）开始字样处开始，按箭头方向服用，每日 1 片，直至服完 21 天，药片宜整片用水送服，自月经周期第 5 天开始服用。

⑥雌二醇凝胶。天然雌二醇透皮吸收剂，每支 30g，每一剂量尺相当于 2.5g，含雌二醇 1.5mg。月经第 5 天开始用，每日 1 次，连用 25 天，停用 5 天，每天早晨或晚上涂于臀、肩颈、腹及大腿。已绝经妇女每次使用每日 1.25 ~ 2.5g，连用 25 天，停用 5 天。周期第 14 天开始加服孕酮 – 安琪坦胶囊每日 100 ~ 300mg。

⑦雌二醇爱释透皮贴片。每片贴膜含 5mg、10mg17$\beta$–E2 二种制剂，每天分别向体内释放 25$\mu$g、50$\mu$g 17$\beta$–E2，每周 2 贴，贴于髋、臀、大腿、胳膊等，同一部位不可连贴 2 片，每个疗程 7 ~ 8 贴，停贴 2 ~ 7 天。有子宫妇女在每个疗程的后半周期加用孕激素 10 ~ 12 天。在使用性激素前，应除外禁忌证，最好选用含雌激素及雄激素的药物，在使用中据患者具体情况进行定期监测。

（4）中药治疗，如五加皮、蛤蚧等。

五加皮：按生药计算，常用量为 6.0 ~ 9.0g，每日 3 次，口服。刺五加制剂种类较多，如刺五加冲剂、袋泡茶、片剂、糖浆等。

蛤蚧：蛤蚧最好取尾 0.3 ~ 1.5g，浸入 50 度白酒内。口服每次 10ml。

## 隐性更年期"三部曲"

现状：隐性更年期成为年轻女性的"心头之痛"。

一些年轻女性在应对繁重工作的同时，还被一些不良的身心症状所困扰。到医院检查，查不出器质性病变；对症用药或服用大量保健品，无济于事。可某些身体的不适症状却成天如影随形，挥之不去。不少人担心这些来自身体内部的危机和沉重的工作一起，迟早会把自己压垮。

有关调查显示，在30～40岁的白领女性中，有27%的人不同程度上存在着不良的身心症状。在妇科门诊，这种现象已占到门诊量的20%左右。以前，医学界常称之为"亚健康"，认为这是一种由于长期身心疲劳所造成的身体"第三状态"。但如果从女性所特有的生理条件出发综合分析，就会发现这些症状其实都是女性更年期症状，只不过是提前出现罢了。所以，医学上把女性这种在真正更年期出现以前、以自主神经（自主神经）系统功能紊乱为主的生理阶段称为隐性更年期。

更年期是女性自然衰老过程的一个重要阶段。我国妇女的更年期多出现在45～55岁，平均绝经年龄为52岁。但据有关统计资料显示，我国有95%的女性出现早衰现象，80%的女性出现疲劳综合征。

提前出现更年期的女性绝经后心血管疾病的发病率是绝经前的2.7倍，绝经后心绞痛和心肌梗死的发病率分别为58%和30%。到50岁左右骨质疏松发病率是40%。隐性骨折发生率为25%，到75岁左右则可达到50%。隐性更年期严重影响了患者与家人的生活与工作，给身心健康埋下隐患。

诊断：露出隐性更年期的"庐山真面目"。

隐性更年期的出现与卵巢的功能有着直接的关系。卵巢所分泌的雌、孕激素直接或间接地支持全身多系统的生理功能。当人体缺乏雌、孕激素时，新陈代谢紊乱，造成骨代谢失衡，加速钙流失，不仅使女性面临骨质疏松的危险，还增加了她们患心血管疾病的风险。雌、孕激素缺乏影响到自主神经系统时，还会出现全身潮热、出汗、情绪不稳定等绝经期综合征，严重者可发展成抑郁症。有的女性会出现皮肤黏膜缺乏弹性、乳腺萎缩等女性特征提前退化的症状。

那么隐性更年期究竟有哪些症状呢？

首先是机体症状，表现为身心疲惫、体重攀升、皮肤干燥瘙痒、皱纹增加、乳房下垂、发色枯黄、面部潮热、胸闷气短、心跳加快、月经紊乱、消化系统功能失调，腹泻或便秘等等。这些症状的表现形式和程度因人而异，有的女性只有一两种症状，有的女性则是多种症状交织出现。

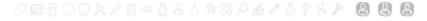

其次是精神症状。不少隐性更年期女性心里常常烦躁不安、情绪不稳、失眠健忘，即便是平时性格温和的女性也无法控制自己的怒火，经常会莫名其妙地发脾气，有时却会产生莫名的忧伤。有的人出现多疑心态，过分的敏感使其常把发生在周围的一些不愉快的事件强行与自己联系在一起，听见风就是雨，弄得周围的人也紧张兮兮，严重影响人际关系，增添自己的烦恼。

再者还表现为"性趣"降低。由于雌激素分泌减少，一些隐性更年期患者出现阴道皱褶变平、上皮萎缩、毛细血管透过上皮呈弥散或斑块状症状。若受到外力作用会出现轻微创伤，并有可能引起出血甚至感染。严重时阴道狭窄。由此引起性交疼痛、困难，性生活质量降低，会导致性欲减退，形成恶性循环。

调养：多管齐下"降服"隐性更年期。

年轻的白领女性出现隐性更年期，可以有针对性采取措施进行调养。

（1）必要时，卵巢功能早衰的患者可采取雌激素替代疗法，通过补充雌激素，及时有效地调节内分泌。服用雌激素之前，一定要认真检查体内实际激素水平，并且在医生的指导下正确使用，避免成熟补充雌激素。

（2）科学合理地安排工作和生活。如果没有查出病来，只是心理压力引起的不适，应该找出产生压力的原因，采取措施自我调节。要做出正确的自我评价，合理地制定目标，量力而行；科学地安排时间，减少工作量；生活要有规律，进行适度的体育运动，以健康的体魄来对抗压力。

（3）采用有效方法进行心理调适。出现隐性更年期症状后，要及时调节情绪和宣泄不良的情绪。心胸要开阔，保持乐观的心情和积极的处事态度，缓解和消除紧张情绪。如果精神压力过大，心理承受能力有限，则需进行专门的心理疏导或治疗。

（4）平衡膳食，合理摄取营养，注重调理。

①通过饮食补充体内的雌激素。研究发现，自然界中许多植物含有与雌激素化学结构相似的物质，称为植物雌激素，它能调节人体内分泌水平、增加女性血清中雌二醇水平、降低尿促卵泡素及黄体生成素含量，进而改善女性隐性更年期症状，且无人工合成雌激素的副作用。植物性雌激素广泛存在于豆类、谷类、水果、蔬菜等食品中，不仅易得而且安全。已发现的植物性雌激素有将近400种，其中大豆、小麦、黑米、扁豆、葵花子、茴香、洋葱等食物中含量最为丰富。年轻女性可多食用这些食物，补充体内的雌激素。

②通过饮食来缓解某些不适症。如有热潮红、心悸、失眠等症状，可多吃豆类、五谷杂粮、牛蒡等富含植物雌激素的食物，并减少红

肉类的摄取，避免喝咖啡、浓茶、酒等刺激性饮料。若是阴道干燥、发炎，可多吃优酸乳，以保护阴道，减少感染。若出现尿道感染，宜多喝水，不憋尿。头痛、头晕、失眠者可食用小米、麦片、玉米等粗粮及蘑菇、香菇等蕈类食物。若月经紊乱、经血量多、经期延长或缩短，可适当多补充蛋白质、铁、维生素 A、维生素 C、维生素 B$_{12}$ 与叶酸，可多吃瘦肉、鸡鸭血及新鲜蔬菜水果以及具有健脾益气补血功能的红枣、赤豆、桂圆、糯米。

③把好饮食关。少食辣椒、大蒜、葱、姜等辛辣燥热之物，避免刺激大脑皮质，使本已兴奋的神经系统更加亢进，加重烦躁激动、潮热汗出等症状。忌摄取咖啡、浓茶等刺激性食物，避免刺激神经兴奋，影响睡眠品质。少食煎炸食品，以免损伤阴液，加重内热之症。同时要慎用肉桂、附子等燥热补品、限制盐和糖的摄入。

④不要过分依赖营养保健品。

## 更年期女性的日常注意

女性进入更年期以后，会出现潮热症状。一般是在于更年期妇女身上持续两年，目前通过医生的帮助，采用补充雌激素的办法可以改善更年期症状。如果不想通过激素来改善也可以试试以下"自我保健"方法。

更年期的发病呈间歇发作，其病因因而而已。更年期妇女日常应注意自己的一切活动、饮食、环境和情绪等方面变化，必要时也可记日记。有些妇女就在这个过程中发现了诱发潮热的行为模式。因此，也就找到对症克服潮热出现的方法。

更年期女性要多加注意，避免酒精和尼古丁的刺激，会造成血压和精神方面的异常变化，故更年期妇女不宜饮酒、吸烟，咖啡、茶等也应少饮。

要保持乐观的心态，放松身体。当潮热出现时应注意稳定情绪，可采用放松和沉思方式，想象自己处于一凉快的地方，心静则凉，也可以喝一杯凉水等，对于缓解潮热亦有作用。

更年期妇女发病的时候，在热流开始刺痛皮肤、爬上颈部时做呼吸有一定的作用，尽力排尽肺中的气体，然后扩张膈肌，深吸气。保持稳定的节奏，在流汗之前，往往已经制服了潮热。

注意饮食的调养，经常吃黄豆可以促进激素的分泌，对绝经期综合征的病情的恢复很有帮助。若有脸潮红、胸闷的症状出现时，也可服中成药，有助于疏肝、补血、健脾胃镇静解痉及调节更年期月经失调的功用。此时亦可服用当归，也有养血补血及润肠的功效。

一旦进入更年期，女性患者应多加注意，提高警惕。保持乐观的心态，合理饮食，适当锻炼，劳逸结合，都可帮助患者进一步促进病情的恢复。

# 女人应提前"备战"更年期

一些白领女性常常自诉身心疲惫、体重攀升、烦躁失眠、皮肤干燥、发色枯黄、月经紊乱等症状，有时候还会厌倦工作，虽然服用了大量保健品也无济于事。实际上这些都是更年期症状，只不过是在这个年龄群中提前出现罢了，医学上称之为隐性更年期现象。

妇女进入更年期之前一般都有某些症状。如患者感到胸部、颈部及脸部突然有一阵热浪向上扩展的感觉，同时上述部位的皮肤发红，并往往伴有出汗。

又如平时月经较准，经前也无特殊不适，而突然在某次月经前发生乳房胀痛、情绪不稳定、失眠多梦、头痛、腹胀、肢体浮肿等经前期紧张症候群；另外，出现烦躁、焦虑、多疑等情绪精神方面的改变，也是步入更年期的先兆。

通过以上预测方法和自己身心的具体感受，大多数妇女可以知道自己是否已进入了更年期。

在现实当中有不少人认为，更年期就是指绝经期，其实这是含义完全不同的两个医学概念。更年期是指妇女从性腺功能衰退开始至完全丧失为止的一个转变时期；而绝经则仅仅是指月经绝止不行。

也就是说，虽然绝经是更年期的明确标志，但它只是更年期中的一个里程碑，并不包括更年期的全部过程。更年期是绝经前期、绝经和绝经后期的总和。我国妇女的更年期多在 40 ~ 60 岁。更年期症状多发生在绝经前后 2 ~ 3 年。症状出现的年龄、持续时间、轻重程度，因人而异。

在隐性更年期内，这些女性的身体内环境的变化主要是卵巢功能下降，激素分泌水平降低或突然消失；外环境变化则涉及工作、生活、学习、家庭等一系列问题。受内外环境的影响，这一年龄阶段的女性会表现出各种症状，如皮肤起皱、乳房下垂、生殖器官干涩、体形趋胖等，这些现象都会引起心理焦虑。

因心口闷、心跳加快而怀疑自己得了心脏病，或因消化道功能失调而产生腹泻等，这些紧张情绪和不适症状均使她们长期承受着超过男人的心理压力。

绝经期综合征除了与人体卵巢功能衰退速度有关外，还与社会、精神、心理等因素有关。白领女性忙碌的生活节奏，工作和家庭难以两全的矛盾，是她们发病的主要诱因。

提醒，40 岁以前出现更年期症状的女性，不要盲目地使用雌激素，因为其中的一些药物成分可能会增加妇科肿瘤的发生率，最好采用自我调节的方式，或者在医生的指导下服用一些调节自主神经类药物。

策略之一：合理膳食。

据专家介绍，更年期一定要控制饮食，特别是要控制高脂肪和糖类的摄入，要运用当代的营养学知识，选择与安排合理的平衡膳食，预防早衰，延年益寿。

策略之二：加强锻炼。

科学的生活方式很重要，要讲求起居、睡眠、饮食规律，拓展自己的情趣爱好，要多参加体育锻炼。因为，体育锻炼是促进健康、增长智慧的最有效手段。脑力劳动可使神经细胞联系增多，条件反射增多，并不断强化，因而反应更灵敏。体力劳动能促进新陈代谢，吸收氧气和营养物质，排除废物，延缓衰老。

我国历代养生锻炼的项目甚多，足以供给不同体质和不同疾病类型的人在健身治疗中选用，如气功、太极拳、八段锦、五禽戏、推拿、保健按摩等。实践证明，这不仅是有效的治疗手段，而且还具有健身、延年的作用。慢跑、体操、散步等活动，对健康也很有益处。适当的运动不仅可以促进血液循环、增加新陈代谢、降低骨质疏松症的发生，还可以消除忧郁的心情，使身心愉悦。

策略之三：保持愉悦。

女性具有敏感、容易情绪化的特点，更年期的妇女更是承受着工作和家庭两副重担的压力，而且她们处于更年期激素水平波动的阶段，身体可能出现各种不适，加之精神压力大，很容易出现抑郁症。因此，女性面对紧张的工作压力，要学会心理调节、自我放松，良好的情绪至关重要。

策略之四：定期检查。

健康需要用心经营，了解身体的情况，如有需要，应寻求医疗照顾。更年期后，许多疾病的发生率均会增加，而定期健康检查，可以及早发现、治疗。

更年期的妇女最好每隔半年至一年到医院做一次妇科检查，以便及早发现其他更年期常见的器质性病变，如子宫颈息肉、宫颈癌、宫体癌等。

## 9大饮食妙招赶走更年期症状

（1）适量蛋白质。更年期随着性腺的退化，其他组织器官也逐渐退化。因而在饮食上应选用优质蛋白质，如牛奶、鸡蛋、瘦肉、鱼类、家禽类及豆制品。

（2）低脂饮食。限制动物脂肪，如猪油、奶油、牛油等以及含胆固醇高的食物，如蛋黄、脑髓、动物内脏等。因为这些食物中所含饱和脂肪酸可使血液中胆固醇浓度明显升高，而促进动脉硬化的形成。最好食用植物油，如玉米油、豆油、花生油等。

（3）宜清淡饮食。限制食盐的摄入量，每日食盐量在6g以下。因为更年期常好发高血压和动脉硬化，而食盐中含有大量的钠离子，吃盐过多，可增加心脏负担，并能增加血液黏稠度，从而使血压升高。

（4）糖类不宜多吃。糖类食用过多，会引起肥胖。可多吃一些复合糖类，如淀粉、小米等。

（5）多吃新鲜绿色蔬菜和水果。尤其是含胡萝卜素、无机盐和纤维素多的蔬菜水果，如小白菜、芹菜、大枣、山楂等，能增加血管的韧性，促进血胆固醇的排出，预防动脉粥样硬化、冠心病。

（6）选用含钙丰富的食物。牛奶和豆制品是钙质的良好来源。含高钙的食物还有：虾米皮、海带、紫菜、酥鱼、牡蛎、海藻、芝麻酱等，可预防骨质疏松症。

（7）多食用富含维生素 $B_1$ 的食物。比如瘦肉、小米、豆类等，对保护神经系统、减轻绝经期综合征的症状有益处。

（8）保持大便通畅，养成定时排便的习惯。便秘者可多食一些含纤维素较高的食物，如豆类、芹菜、马铃薯等，另外，纤维素还能抑制胆固醇的吸收，从而有显著的降血清胆固醇的作用，因而能预防动脉硬化。

（9）忌用刺激性强的食物。如酒、浓茶、咖啡等，因更年期的妇女情绪不稳定，进食这些食物易激动。

# 妇女更年期如何避孕

更年期妇女还会怀孕吗？更年期毕竟不是安全期，妇女忽视了避孕措施，仍有可能会造成意外妊娠。因此处于绝经前的更年期妇女仍有受孕的可能。只要有月经就说明卵巢还有可能在排卵，只要有排卵，妇女就有可能受孕，不能掉以轻心或存有侥幸心理。

更年期妇女不能采用安全期避孕。安全期避孕是采用错开精子和卵子相遇的时间，达到避孕的一种方法。处于更年期的妇女，其生理变化的一个最大特点就是卵巢功能开始下降，卵子排出不规则，月经周期发生紊乱；同时，更年期的一系列身心因素都会对排卵发生影响。因此安全期避孕是不适合于更年期妇女的。

哪些避孕药具可供更年期妇女选用？屏障避孕工具，如避孕套、阴道隔膜等；阴道杀精剂，如避孕栓等。

使用宫内节育器的妇女更年期怎么办？已经绝经的在绝经后半

年到一年这段时间内取出。尚未绝经的，原先放塑料制宫内节育器已经过了有效期的，应予取出，并改用其他避孕方法，直到绝经；原先放置金属制宫内节育器的（尤其是不锈钢环的）可继续放置，直至绝经。

## 更年期心理保健要"四自"

更年期保健分为生理和心理两方面。心理保健要做好"四自"，即自我认同、自我宣泄、自我辨病、自得其乐。

（1）自我认同。处于更年期的妇女，身体主要的变化是内分泌功能减退，突出的是卵巢功能衰退。这一变化或轻或重地引起体内一系列平衡失调，使人体功能系统的平衡性减弱，从而导致人体对环境的适应力下降，对各种精神和躯体变化都比较敏感，出现情绪波动，事情多变。对此，更年期妇女要有一个清楚的认识和足够的思想准备。要认识更年期的变化是不以人的意志为转移的生理现象，是生命活动的客观规律。不管你是女经理、女企业家、还是女工人、女农民，更年期这一生命阶梯每个人都必须走过。女性的更年期什么时候开始，什么时候结束，目前还没有一个准确的结论。但女性的绝经年龄是可以肯定的，我国妇女平均绝经年龄在 45 ~ 55 岁。

而更年期妇女出现的各种反应也多在这一年龄段，过了这一年龄往往逐渐缓解。所以，更年期不是疾病和身体衰弱的代名词，而一个年龄段。有了这种自我认同，才不会今天恐惧身患绝症，明天预感大祸临头，时而怨天尤人，时而自感命薄，而应坦然面对，抛弃焦虑和精神负担，以平稳而坚定的心理对待生活和工作。

（2）自我宣泄。喜、怒、哀、乐、忧、思、惊是人常有的情绪反映。按照心理学的观点，人的情绪是不会自然消失的，总会通过某种途径宣泄。善于外宣泄的人往往身体健康，而不善于外宣泄的人则往往造成身体的自损。更年期妇女精神稳定性差，情感波动大，心理容易失衡。所以，自我宣泄非常重要。宣泄的途径和方式多与自身修养有关，可选择的方式如下。

①倾诉。向自己的亲友、家人、朋友、领导、医生倾诉，让他们分享你的欢乐，排解你的忧愁，使自己的心理得到一种慰藉，减轻一些压力。

②交流。琴、棋、书、画、影视、小品……让你和音乐交流，与书籍对话，和作品中的人物心灵沟通；还在到大自然中去拥抱清新，拥抱绿色，与大自然交流；或者去欣赏琳琅满目的商品，与自己喜欢的物品交流。

③化干戈为玉帛。学会制怒，学会遇事换位思考，学会退后一

步海阔天空，还要有一点阿Q精神，有一点仁爱性善，学会抚平自己的心灵，调节自己的情绪，即不压抑，能适当控制。

（3）自我辨病。35岁是人生的一个转折点。35岁以后，人的体质由盛转衰，生理机能也开始下降，精力逐渐减退。虽然这种变化不是以日计算，但变化确实随着年龄的增长悄悄地进行着。更年期妇女身体的衰弱更趋明显，一些疾病有时也会乘虚而入，所以，要有一点自我保健知识，根据自己的健康状况，从日常细微的变化中，自我辨病。及时发现或察觉一些隐藏的疾患，从而采取早期防范、早期治疗。自我辨病要做到以下几点。

①注意身体不良反应，区分这些反映是衰老过程中正常范围内的改变，还是身体机能状况不良的反应。

②判断自己生活秩序是否正常，工作、学习是否精神旺盛，各种活动能否坚持，睡眠状况是否良好，大小便情况怎样，从中发现一些潜在的病理因素。但不可夸大问题，或者把某些小病没有根据地说成"不治之症"，甚至把自己置于不能自拔的境地。这样反而影响了健康，促进早衰的到来。

③认识心身性疾病。美国科学家结人类近100年疾病谱的调查中发现，冠心病、脑血管意外、糖尿病等已成为当今人类死亡的主要疾病。我国的情况也基本如此。以上引起人死亡的主要疾病，被

医学普遍认为是心身性疾病，即心理因素在疾病的发生、发展以及康复过程中起着相当重要的作用。所以，排除不良的心理因素，保持良好的心理状态，对减少疾病，增进身体抵抗力是非常重要的。

④定期检查，防微杜渐。随着年龄增长，肿瘤的发生机会增多，尤其是女性生殖器官是肿瘤的好发部位，从外阴到子宫、卵巢都可以发生不同类型的肿瘤。有的肿瘤早期多无明显症状，很容易忽略。因此定期普查，做到"三早"，即早期发现、早期诊断、早期治疗，既能提高防治效果，也可大大降低死亡率。

（4）自得其乐。日常生活中总是能听到有些更年期妇女感叹"生活没劲，活得太累""人生没有色彩"。这种感叹在一定程度上反映了更年期妇女生活的乏味和心灵的孤单。

常言说"多一份兴趣，就多一份欢乐"，兴趣是一个人生活中必不可少的精神食粮。不少精神障碍的患者，往往兴趣单一和没有兴趣。在生活中，有些更年期妇女使自己年轻时的兴趣荡然无存，更不主动去建立一些新的兴趣。每天的两点一线，只有周六、周日的卫生大扫除和晚饭后的电视机陪伴成为她们唯一的兴趣。这样的生活日复一日，会给更年期的妇女带来内心无比的惆怅。所以，排除更年期妇女的灰色情绪，最好的办法是鼓励她们拓宽自己生活圈子，扩大自己的兴趣爱好，学会自得其乐。

当前，社会的发展为广大的妇女提供了五彩缤纷的生活空间，更年期妇女可在工作和家务之余，去参加各种各样的活动。如插花、编织、种花、裁剪、旅游、烹调、跳舞、看书、书法、绘画、听音乐、逛商店等等。这些活动动工可陶冶情操，也可以使自己增加一些生活的技能。此外，还可参加各种形式的体育运动。适当的运动会使更年期妇女生活、工作充满朝气，提高睡眠质量，防止发胖，减缓中年以生身体结构的适应性和抵抗力。18世纪法国医生蒂莺曾经说过："运动就其作用来说几乎可以代替任何药物……"话虽过头，但也有一定道理。体育运动确实是维护健康的一项不可少的"投资"，只要善于"投资"，一定会有回报。

## 缓解更年期症状的食疗方

生活中，很多女性在进入更年期后却脾气大涨，经常大动肝火，我们要知道女性更年期脾气暴躁并非都是疾病引起的，专家表示，通过饮食调节可以缓解女性更年期脾气暴躁的状况。那么，女性更年期脾气暴躁吃什么好？

（1）多吃富含铁质的食物。有些女性不爱吃肉和新鲜蔬菜，爱吃糖果、糕点，这种偏食习惯造成铁摄入不足，导致女性情绪急躁易怒。所以，建议女性应适量食用一些含丰富铁质的动物性蛋白质食物，如瘦牛肉、猪肉、羊肉、鸡、鸭、鱼及海鲜等等。一方面可以缓解女性更年期脾气暴躁，另一方面有助于大脑提高注意力，并保持精力充沛的状态。

（2）多吃富含钙质的食物。钙有抑制脑神经兴奋的作用，当大脑中没有充足的钙时就会情绪不安，容易激动。摄取富含钙质的食物，使人情绪容易保持稳定，同时钙质可坚固牙齿及骨骼，预防骨质疏松症。钙质食物主要来源如牛奶、骨汤、各种豆类及豆制品。

特别注意的是，大豆中含有异黄酮，是一种类似雌激素的物质，除补钙外，还可弥补女性雌激素的不足。建议女性每天喝500ml豆浆或食用100g以上的豆制品，对内分泌系统有良好的调节作用。

（3）多吃富含维生素的食物。研究发现维生素摄入不足，特别是维生素 $B_6$、维生素 $B_{12}$ 缺乏，容易出现兴奋不安、头痛、脾气急躁、易激动的表现。

适当在膳食中补充一定量的维生素有助于女性的精神调节，可以选择全麦面包、麦片粥、玉米饼等谷物，橙、苹果、草莓、菠菜、生菜、西兰花、白菜及番茄等果蔬含大量维生素。

女性更年期脾气暴躁的调节工作要从日常生活开始。通过饮食调节的方法，可以使患者最大限度地平复心理波动，保持良好的精神状态。饮食调节不但方法简单，并且易于坚持。如发生女性更年期脾气暴躁，患者只需将有益食物融入日常饮食中即可。但如果症状严重，则还需积极接受治疗。